北京协和医院专家

痛风

饮食调养一本就够：
降尿酸 减疼痛 不复发

（修订本）

主编 **张奉春**
北京协和医院内科学系主任、风湿免疫科主任
中国医师协会风湿免疫科医师分会会长

副主编 **李宁**
北京协和医院营养科副主任医师
北京协和医学院副教授

U0389653

全国百佳图书出版单位
化学工业出版社
·北京·

编写人员名单

张奉春　李　宁　石艳芳　张　伟　石　沛

余　梅　熊　珊　李　迪　杨　丹　赵永利

图书在版编目（CIP）数据

痛风饮食调养一本就够：降尿酸　减疼痛　不复发/张奉春主编.
—修订本.—北京：化学工业出版社，2020.1（2025.3重印）
ISBN 978-7-122-35537-9

Ⅰ.①痛… Ⅱ.①张… Ⅲ.①痛风-食物疗法 Ⅳ.①R259.897

中国版本图书馆CIP数据核字（2019）第246246号

责任编辑：高　霞　杨骏翼　　　责任校对：边　涛　　　装帧设计：悦然文化

出版发行：化学工业出版社（北京市东城区青年湖南街13号　邮政编码100011）
印　　装：北京缤索印刷有限公司
710mm×1000mm　1/16　印张14　字数260千字　2025年3月北京第1版第9次印刷

购书咨询：010-64518888　　售后服务：010-64518899
网　　址：http://www.cip.com.cn
凡购买本书，如有缺损质量问题，本社销售中心负责调换。

序 吃好一日三餐，远离痛风疼痛和并发症

有些人可能遇到过下面这种事情：酒足饭饱后，安然入睡，半夜三更，突然脚趾关节剧烈疼痛起来，像被什么猛兽啃咬或撕扯，痛得就想把脚剁掉了事。匆忙到医院看急诊，才知道竟是遭遇了"痛风"。

现在，人们的生活水平提高了，肉类和海鲜的摄入严重超标，容易导致体内尿酸水平高。尿酸高了，容易长小结石，聚集在身体的关节处，如指关节等。因此，痛风在急性发作期，剧烈的疼痛会导致人行动、入睡困难，时间长了，整个关节都会变形，形成杵状指，给生活带来很大的困扰。

痛风属于代谢性疾病，与糖尿病、高血压等都存在一个共同特点，用一个形象的比喻来形容，就是："遗传因素将子弹上膛，环境因素扣动扳机。"就算遗传因素决定了您是易患高尿酸和痛风的人，如果您能养成吃对吃好、迈开腿的良好生活习惯，避免其他引起尿酸增高的危险因素，痛风这个"麻烦制造者"也不会在半夜来敲您的门的。

痛风患者的饮食调养要抓住三个关键点。首先是亲近低嘌呤食物，适量摄入中嘌呤食物，限制或避免高嘌呤食物；其次应多食用碱性食物，远离酸性食物，以利于尿酸排泄；最后要控制好每天的总热量，脂肪燃烧产生的酮体能阻碍血尿酸的排泄，从而减少了尿酸排出。

事实上，痛风患者可选择的食物范围很广，从主食、蔬菜到水果、肉类，都有常见的宜吃食物。本书针对每种食材，介绍了详细的早、中、晚吃法，推荐了适合的菜谱，因地制宜地帮助大家安排好一日三餐和加餐。

我们俩，一个主攻内科，一个主攻营养，为这本书的很多细节进行过多次讨论，都希望呈现出来的是对痛风患者科学有用、操作性强的内容。希望大家都能吃对每天三顿饭，降低尿酸水平，远离痛风疼痛，减少并发症！

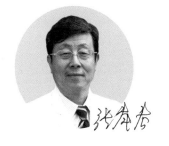
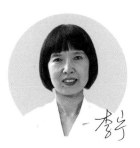

2019 年秋 北京

初识痛风

不同营养素摄入原则

科学规划每天饮食总量

不同分期　三餐安排大不同

合并症不同　三餐安排有讲究

每餐食材巧搭配

Part

1

初识痛风

专题 # 自测：你离痛风到底有多远

为了能更好地了解您自身的健康状态，检验一下自己是否有患痛风的可能，不妨让我们做个测验。在下列叙述中，如果自己符合，就打"√"。

1. 直系亲属患有痛风
A. 是☐　B. 否☐　C. 不确定☐

2. 曾患有肾结石或尿路结石
A. 是☐　B. 否☐　C. 不确定☐

3. 对外界精神刺激敏感
A. 是☐　B. 否☐　C. 不确定☐

4. 体检中发现尿酸增高
A. 是☐　B. 否☐　C. 不确定☐

5. 患有高血压
A. 是☐　B. 否☐　C. 不确定☐

6. 有糖尿病或者处于高血糖临界值
A. 是☐　B. 否☐　C. 不确定☐

7. 患有动脉硬化
A. 是☐　B. 否☐　C. 不确定☐

8. 大脚趾根部肿胀
A. 是☐　B. 否☐　C. 不确定☐

9. 为中老年男性
A. 是☐　B. 否☐　C. 不确定☐

10. 身体肥胖
A. 是☐　B. 否☐　C. 不确定☐

11. 每周都会做几次激烈运动
A. 是☐　B. 否☐　C. 不确定☐

12. 不喜欢喝水或喝茶
A. 是☐　B. 否☐　C. 不确定☐

13. 非常喜欢喝啤酒
A. 是☐　B. 否☐　C. 不确定☐

14. 喜欢吃动物内脏
A. 是☐　B. 否☐　C. 不确定☐

15. 喜欢吃烧烤
A. 是☐　B. 否☐　C. 不确定☐

16. 喜欢吃鱼子
A. 是☐　B. 否☐　C. 不确定☐

17. 较鱼类更喜欢吃肉类
A. 是☐　B. 否☐　C. 不确定☐

18. 不喜欢吃蔬菜
A. 是☐　B. 否☐　C. 不确定☐

注：选A为3分，选B为1分，选C为2分。

总分在30分以下的人属较健康的状态，总分在30～44分的人可能已经患有高尿酸血症，总分在45～54分的人可能已经患有痛风。

什么人会得痛风

痛风青睐男性和中老年人

痛风"重男轻女"

高尿酸血症有明显的性别差异,男性多于女性,男性患者与女性患者的比例为 20∶1。从发病人群来看,痛风更青睐中年男性。男性患者血尿酸通常高于女性,而且同样尿酸水平的患者中,男性痛风的发生率也明显高于女性。这无疑和很多中年男性应酬多,喜饮酒、爱吃肉、习惯大吃大喝有关。

绝经期后的女性也要小心

女性痛风多发生在绝经期后,国外研究显示这可能与雌激素水平下降有关。绝经后女性如果伴有肥胖、高血压、饮酒等情况,往往痛风的发生率明显升高。

痛风患者多为中老年人

40～50 岁是高尿酸血症、痛风的高发年龄段。中老年人容易患动脉粥样硬化、高血压、糖尿病、肾病等疾病,这些疾病容易导致肾脏功能下降。而且治病所使用的药物如噻嗪类降压药等,容易产生副作用,会引起尿酸值升高。

大约有 80% 的高尿酸血症患者同时患有肥胖、高血压、高脂血症、糖尿病、肾病等疾病。

年轻化是个大问题

原本以为是中老年人才容易得的痛风,目前出现了年轻化的趋势,很多人二三十岁就跟高尿酸血症或痛风"相依为伴"了,为何会出现这种情况呢?

饮食结构不健康

饮食结构不健康、不科学,经常吃高嘌呤的食物,是痛风人群年轻化的因素。看看周围 20～40 岁的年轻人都在吃什么:大量饮酒,嗜好吃肉、动物内脏、海鲜。

肥胖者增多也是其年轻化的原因

临床发现,40 岁以下的痛风患者中,约 85% 的人体重超重,而血尿酸水平与体重指数呈正相关性。近十年来,我国年轻人肥胖人数也在向欧美靠近,加上多数人起居不规律,体力活动越来越少,势必造成体内血尿酸的增加,长期下去,痛风的发生也就在意料之中了。

与痛风相关的疾病增多

年轻人血脂异常,高血压、心血管疾病、糖尿病等逐渐增多,这些疾病和痛风有密切的关系,而且都与饮食结构密切相关。它们会通过不同机制影响尿酸的代谢。如体内甘油三酯的升高会影响嘌呤代谢,阻止尿酸从肾脏排泄。

为什么有些人不吃海鲜不喝啤酒也得痛风

很多人认为"痛风都是吃出来的"，事实上，痛风与饮食的确密切相关，但有些人不吃海鲜、不喝啤酒，也得了痛风，这是怎么回事？

痛风是一种会遗传的疾病，即存在先天因素。英国痛风家族发病率为38%～80%；而在美国有6%～22%的痛风患者有家族史。我国有家族遗传史的痛风患者为10%～25%，近亲中有10%～25%患有高尿酸血症。

人体中的嘌呤在代谢时需要各种酶的参与，当遗传基因缺损或异常时，酶不能正常发挥作用，嘌呤就会出现代谢异常，从而可能引发高尿酸血症和痛风。嘌呤代谢异常的原因主要包括下面三点。

PRPP 合成酶活性亢进导致

由于磷酸核糖焦磷酸（PRPP）合成酶活性增强导致嘌呤生成过剩，引起高尿酸血症及痛风。儿童及青少年痛风患者可能存在这种先天性缺陷。

HGPRT 缺乏导致

由于次黄嘌呤－鸟嘌呤磷酸核糖转移酶（HGPRT）缺乏导致嘌呤生成过剩，从而引发高尿酸血症及中枢神经异常。该症是 10 岁以下痛风患者的病因之一。

APRT 缺乏导致

人体如果缺乏腺嘌呤磷酸核糖转移酶（APRT），肾脏就会受到损害，产生尿路结石。该症患者的年龄范围很广，上至老年人，下至婴幼儿。该症患者服用别嘌呤醇可以预防尿路结石和肾脏受损。

 大医生悄悄告诉你

家里有人患痛风，你不一定就得痛风，但概率要高于一般人

研究发现，高尿酸血症和痛风呈家族聚发倾向。这可能有两种原因：一是环境因素，因为同一家庭的人饮食和生活习惯很相近；二是遗传因素，痛风发病与遗传有关。常见的遗传类型有 X- 连锁隐性遗传、常染色体隐性遗传和多基因遗传等，其中大多数与复杂的多基因遗传有关。痛风虽有家族高发的可能，但并不等于说父辈有痛风后代就一定得痛风。但在一级亲属关系中，若有 2 例痛风患者，那么这个家族中痛风患者的下一代患该病的概率可达50%。因此，建议痛风患者的后代在成年后定期检查，提早预防。

痛风发生的物质基础：嘌呤代谢产生尿酸

尿酸是嘌呤在体内氧化代谢的产物，最终由肾脏和肠道排出体外。那么，嘌呤又是何物?

嘌呤到底是什么

人体是由一个个细胞组成的，它们无时无刻不在进行新陈代谢。细胞的细胞核中含有的遗传物质染色体由核酸和蛋白质组成。当细胞被破坏时，细胞核中的核酸会释放出来。核酸经过氧化分解，就形成了嘌呤。嘌呤在人体内主要是以嘌呤核苷酸的形式存在，它对人体有重要的作用。

嘌呤对人体的正能量作用

人体内主要包括四种嘌呤碱基，即腺嘌呤、鸟嘌呤、次黄嘌呤、黄嘌呤，嘌呤碱基在人体中有着特殊的功能。

组成核酸

这是嘌呤最重要的生理功能，与嘧啶核苷酸一起组成核酸，储存遗传信息，传递遗传信息。

提供能量

三磷酸腺苷（ATP）和二磷酸腺苷（ADP）是细胞的主要能量形式，帮助人体维持正常的生理活动。

身体内的"信使"

由嘌呤组成的环磷酸腺苷、环磷酸鸟苷是身体的重要"信使"，辅助生长激素、胰岛素等多种细胞膜受体激素发挥作用。

参与某些辅酶的组成

参与组成辅酶A、辅酶Ⅰ、辅酶Ⅱ等，这些辅酶能帮助糖类、脂肪和蛋白质在人体中的代谢。

大医生悄悄告诉你

嘌呤? 其实你并不陌生!

大家都听说过DNA吧，就是细胞的遗传物质——脱氧核糖核酸，它就是由嘌呤参与组成的，与嘧啶一起经过千变万化的排列，组成了一个个长长的"链子"，它决定了人类的遗传和种族的繁衍。

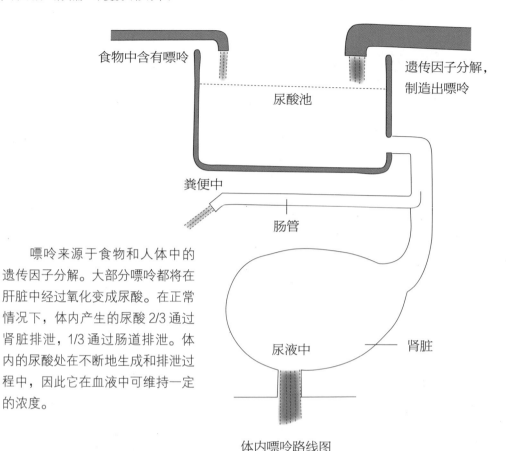

嘌呤来源于食物和人体中的遗传因子分解。大部分嘌呤都将在肝脏中经过氧化变成尿酸。在正常情况下，体内产生的尿酸 2/3 通过肾脏排泄，1/3 通过肠道排泄。体内的尿酸处在不断地生成和排泄过程中，因此它在血液中可维持一定的浓度。

体内嘌呤路线图

内源性尿酸和外源性尿酸

尿酸是嘌呤"自身奉献"的结果，在人体内经过一系列过程，最终排出体外。

按照尿酸产生来源，可分为内源性尿酸和外源性尿酸。内源性尿酸是人体代谢过程中自行产生的，约占体内总尿酸的 80%；而外源性尿酸是由食物中的嘌呤等分解而来的，约占体内总尿酸的 20%。进食嘌呤含量高的食物，如动物内脏、海鲜等，都会使血尿酸升高。

尿酸浓度高，易招来痛风

正常人体血液中的 pH 值为 7.35 ~ 7.45，处于微碱性，而尿酸在这样的酸碱环境下，浓度一旦超标，即男性高于 420 微摩 / 升、女性高于 360 微摩 / 升，便会有析出尿酸钠结晶而沉积在组织中的风险，并随血尿酸水平的增加风险相应增加。一般来说，超过这个数值的人，患痛风和肾结石的危险就会大大增加。

尿酸升高的原因

人体需要多少尿酸

一个健康的成年人体内的尿酸大约为 1200 毫克，每天排泄 500 ~ 1000 毫克，新生成 750 毫克左右。正常情况下，人体的血尿酸水平应该保持在以下水平。

女性为 89 ~ 357 微摩尔 / 升，男性为 149 ~ 417 微摩尔 / 升。

尿酸生成过多

尿酸生成过多的原因有很多。临床上，大部分高尿酸血症的发生并没有一个清晰的原因，可能是遗传因素起着重要作用，也可能与肥胖、血脂异常、高血压等有密切关系。食物中嘌呤含量过高，内源性嘌呤的大量产生，以及慢性溶血性贫血、横纹肌溶解、化疗、放疗、过度运动等，这些因素也都可能使得尿酸水平升高。

肾脏排泄不足

人体内的尿酸 2/3 是由肾脏随尿液排出体外，其他排出途径还包括汗液、粪便等。人体内制造出的尿酸大部分都经肾脏排泄，如果肾脏的工作能力降低，身体内多余的尿酸就无法排泄，体内尿酸值自然会跟着上升，排泄不出去的尿酸渐渐积累。体内尿酸高了会对人体产生有害影响，因此保护好肾脏功能格外重要。

 大医生悄悄告诉你

如何区别是尿酸生成过多还是排出过少？

1. 24 小时尿尿酸定量测定

如果普通饮食情况下，尿尿酸排泄量每天少于 800 毫克，或者低嘌呤饮食情况下少于 600 毫克，属于排泄不良；反之为生成过多。

2. 尿酸清除率测定

测定 60 分钟的尿尿酸，同时测量血尿酸，然后计算每分钟尿酸排泄与血尿酸的比。尿尿酸排泄小于每小时 0.48 毫克 / 千克为排泄不良；大于每小时 0.51 毫克 / 千克为生成过多。

3. 其他

如尿酸清除率与肌酐清除率的比值，或者测定随意尿液中尿酸与肌酐的比值。

如果不清楚，去医院测量一下，就会知道尿酸生成多还是排泄少。

得了痛风，对生活有哪些影响

痛风有哪些表现

痛风发作时的表现

痛风频繁始于大脚趾关节，其他依次是踝、膝、手、腕等关节。通常痛风一次只在一个关节发作，但是它容易"跑来跑去"，下次发作很可能会发生在其他关节。痛风发作时疼痛多在下肢，跗趾比例最高，其中，跗趾根部疼痛占70%。

痛风究竟有多痛

痛风初次发作通常表现为足部关节的红肿热痛，尤其多发于足趾（特别是跗趾），同时还可能伴有发热症状。患者常常是在晚上突然感觉剧痛袭击，严重的甚至连路都走不了。如果是慢性痛风，则全身关节多处受累，因此很多关节都可能疼痛，而且在关节、耳郭、肘部、手指、跟腱等处的皮下还可能出现一个个的结节凸起，即痛风石。

> 一级疼痛：轻微疼痛，没有太大影响。
> 二级疼痛：较痛，走路的时候感觉不舒服。
> 三级疼痛：很痛，但是扶着桌子还可以走路。
> 四级疼痛：疼痛很强烈，必须卧床休息，上半身忍痛可以活动一下。
> 五级疼痛：疼痛剧烈，只能躺在床上一动不动。

这5个疼痛级别很形象地反映出痛风发作对日常生活的影响。

疼痛难忍怎么办

痛风患者多于夜间出现关节突发性疼痛。初次发作时，如果没有止痛药，如非甾体抗炎镇痛药等，请保持平躺姿势，用褥子、靠垫等将患肢垫起，高过心脏，避免关节负重。然后用浸过冷水的毛巾冷敷患处。切勿揉搓或按摩患处，否则会加重病情。有非甾体抗炎镇痛药，如布洛芬等可立即服用，进一步治疗需由医生指导。痛风初次发作时的疼痛症状会在7～10天内自行消失，但不能因此就忽略治疗。发作后需尽快找痛风病专科医生就诊，以防止病情恶化。

痛风的四大分期

痛风是终身性疾病，病情发展全过程可分为以下四期。

第一期：无症状的高尿酸血症

在此时期患者除了血尿酸升高外，并未出现关节炎、痛风石或泌尿系统结石等临床症状。无症状的高尿酸血症可能一生都会存在，但也可能会转变成急性痛风关节炎或肾结石。

第二期：急性痛风关节炎

此时期患者的血尿酸持续性增高，导致急性痛风性关节炎突然发作，在病发的早期较常侵犯单一关节，其中约有半数发生于单侧第一跖趾关节（即大脚趾根部）。痛风疼痛部位包括踇趾、脚背、脚踝、脚跟、膝、腕、手指和肘等，但其他部位也会发作。

疼痛会在几天或数周内自动消失，疼痛消失后，看起来关节的炎症消除了，实际上尿酸结晶并没有消失，关节会渐渐变得肿胀僵硬、屈伸不利。

第三期：痛风发作间期

痛风发作间期是指患者症状消失的期间，即临床上患者未出现任何症状。发作间期长短不等，可能会持续一两天至几周，约7%的患者很幸运，他们的痛风会自然消退，不再有症状，但是大多数患者会在1年内复发。反复发作后倾向于多关节性，发作较严重，发作期较长，且伴随着发热。

第四期：痛风石与慢性痛风关节炎

此时期患者关节畸形及功能障碍日益严重，痛风石增多，体积增大，易破溃，流出白色尿酸盐结晶。尿酸盐不断沉积到肾脏，形成肾结石等，临床出现水肿、少尿、蛋白尿、夜尿增多、高血压、贫血等症状，提示肾功能受到损害并明显减退。病情进一步发展，则出现不易逆转的肾衰竭而危及生命。

痛风发展下去会怎样

痛风患者如果长期得不到有效治疗，或者自己疏于控制，会导致病情进一步发展。此外，随着病情的进展，痛风还会引起其他问题，比如肾脏的损害和尿路结石的发生。

慢性痛风性肾病

慢性痛风性肾病是由尿酸盐结晶沉积于肾组织引起的慢性间质性炎症，患者病情进展缓慢，多在不知不觉中发病，患者早期可无明显症状，但可出现间歇性蛋白尿。随着病情的发展，患者可出现高血压、氮质血症等表现，如不及时治疗，可发展为尿毒症、肾衰竭而危及生命。

急性尿酸性肾病

急性尿酸性肾病多见于继发性痛风患者。所谓继发性痛风，是指由恶性肿瘤、肾衰竭、药物等多种原因引起的痛风。急性尿酸性肾病因尿酸结晶在肾小管内急骤沉淀，引起肾小管内尿流堵塞，肾小管内压力增高，肾小球滤过率降低而导致急性肾衰竭。

尿路结石

10%～25%的痛风患者有肾尿酸结石，呈泥沙样，常无症状；结石较大者有肾绞痛、血尿。当结石反复引起梗阻和局部损伤时，容易合并感染，如肾盂肾炎、肾周围炎和肾积脓等，可加速结石的增长和肾实质的损害。时间长了，会影响肾脏功能，甚至最终发生肾衰竭。

关节畸形

痛风会导致患者的关节出现疼痛，严重的甚至还会导致关节畸形，而关节畸形会对走路造成不良影响，影响患者的生活质量。

合并糖尿病

糖尿病与痛风有共同的发病基础，营养过剩是其发病因素之一，因此，伙食好的人易患此病。糖尿病患者调节血糖的胰岛素缺乏，体内持续处于高血糖状态，导致脂肪、蛋白质、水和电解质代谢发生紊乱，尿酸容易在体内蓄积。通常，血糖值高者，尿酸值也会比较高。

脑卒中

脑动脉由于硬化导致破裂或者阻塞，造成脑出血或脑梗死，统称为脑卒中，通常会出现手脚麻痹，语言、感觉以及意识的障碍等。高尿酸血症病人动脉硬化的程度远远超出本年龄层的平均水平，因此年轻人也必须加以注意。

只有血尿酸升高，也要引起足够重视

尿酸高与痛风的关系很暧昧

正常嘌呤饮食状态下，非同日两次空腹血尿酸水平，男性如果高于 420 微摩尔 / 升，女性高于 360 微摩尔 / 升，即为高尿酸血症。在 37℃、pH7.4 时，血浆尿酸饱和度（尿酸盐最高溶解度）为 380 微摩尔 / 升，超过 380 微摩尔 / 升则易形成结晶物而沉积在机体组织中，成为导致痛风的物质基础。

研究发现，痛风发作时，绝大部分患者的血尿酸值是高的，也就是说，高尿酸血症是痛风发病的首要因素。

痛风是高尿酸血症持续的结果

一旦体液中的尿酸钠持续处于高位，在某些条件的激发下，如劳累、酗酒、饮食不节、局部受凉等，很容易导致体液中溶解的尿酸钠进入饱和状态，形成尿酸钠结晶，在关节、肾脏和人体的其他组织中沉积，再经过一系列复杂的生化过程，引发炎症反应，从而诱发痛风性关节炎、痛风结节、痛风性肾病等。

高尿酸血症 ≠ 痛风

高尿酸血症患者是痛风"预备役"，但高尿酸血症并不等于痛风。因为不同个体存在差异，有部分患者即使体液中的尿酸值异常升高，但不引起痛风的发作和其他症状的出现，这种状态甚至可以终身存在。这就是无症状的高尿酸血症。

当高尿酸血症患者出现关节炎、痛风石、慢性间质性肾炎和尿酸性尿路结石时，才是真正的痛风。

高尿酸血症患者不可大意

在某种程度上，高尿酸血症患者可以理解为体内尿酸盐的饱和点比一般人群高，在同样高的尿酸浓度下不容易出现尿酸盐结晶的析出。但是，这些人体液中的尿酸浓度继续升高，比如在大量进食海鲜后，或在进行剧烈运动时从肌肉里大量排出尿酸成分，就会导致血中尿酸浓度超过饱和点，形成尿酸盐结晶，发生痛风。

因此，如果检查发现自己尿酸值偏高时，即使没有自觉症状，也应改变生活方式，尽可能降低尿酸水平。特别是超过 30 岁的男性，应定期测定尿酸值。

痛风能根治吗

　　痛风是一种古老的疾病，多发于帝王将相和达官显贵，故素有"富贵病"之称。一旦得了痛风，就是终身性疾病，无法根治，但可以通过医学治疗、日常饮食、适当运动等降低血尿酸水平，控制痛风发作，保证生活质量，延长寿命。

药物控制

　　1. "两害相权取其轻"，不要认为治疗痛风的药物对肝肾毒性大而不吃，因为痛风本身对机体的损伤要远大于药物的副作用。

　　2. 如果尿酸高，即使关节不痛，也需要及时求医问药，使身体恢复常态。因为长期高尿酸血症可导致肾脏慢性损伤，最终导致尿毒症、糖尿病、冠心病、脑卒中等严重并发症。

适当运动

　　1. 有氧运动最适合痛风患者，如限制时间的快走、匀速慢跑、原地节奏跑、太极拳、跳绳、游泳、篮球等。

　　2. 进行至少30分钟的运动，运动后应当及时补充水分，通常每隔15分钟补充150～300毫升水，痛风患者应当控制在250～400毫升水，少量多次，小口慢喝，不宜暴饮。

饮食调养

　　1. 限制高嘌呤动物性食物的摄入，增加新鲜蔬菜的摄入。

　　2. 多吃碱性食物，限制酸性食物。

　　3. 控制总热量，保持理想体重。

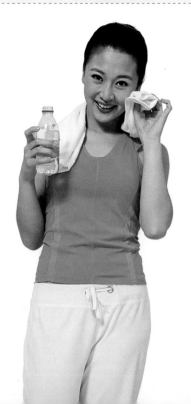

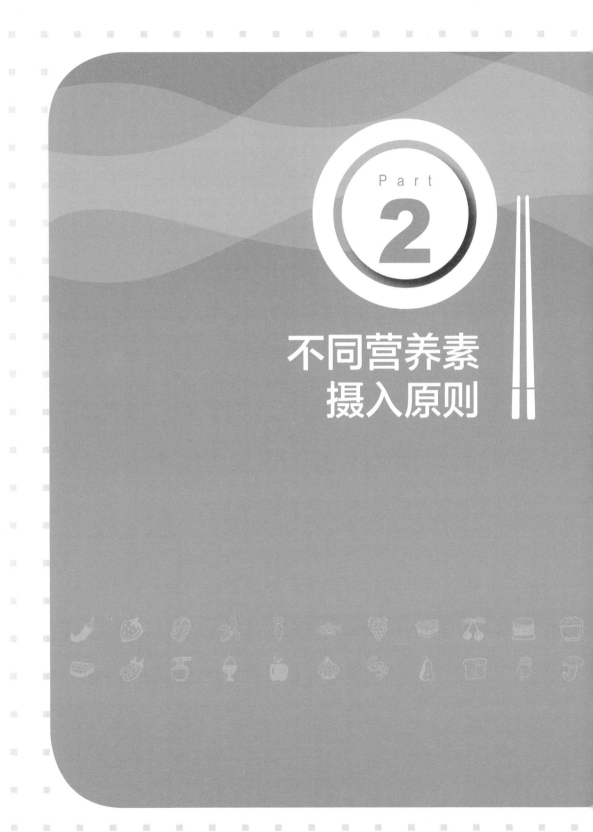

Part
2

不同营养素
摄入原则

根据嘌呤等级来安排一日三餐

嘌呤代谢紊乱是痛风发生的根源。据统计，20~40 岁年龄组的患者发病前，90％有经常大量饮酒和嗜好吃肉、动物内脏、海鲜等富含嘌呤类食物的习惯。痛风及高尿酸血症患者有必要大致了解一下食物的嘌呤含量，这有助于在一日三餐中规避高嘌呤类食物。

2017 年 8 月 1 日，国家卫生健康委员会（原卫计委）发布了我国的《高尿酸血症与痛风患者膳食指导》。该指导建议，限制高嘌呤动物性食物，并尽量避免食用肝脏和肾脏等动物内脏、贝类、牡蛎和龙虾等带甲壳类的海产品及浓肉汤和肉汁等。该指导提供了部分常见食物嘌呤含量（见附录 213-214），但并未对食物的嘌呤含量进行分类。

关于食物的嘌呤分类法，在临床上一般会参考《临床诊疗指南·临床营养分册（试行）》一书的分类法。

食品中嘌呤含量分类

1. 嘌呤含量很少或不含嘌呤食品

谷类食品：精白米、富强粉、玉米、馒头、面条、通心粉、苏打饼干。

蔬菜类：卷心菜、胡萝卜、芹菜、黄瓜、茄子、甘蓝、莴苣、刀豆、南瓜、西葫芦、番茄、萝卜、厚皮菜、芜菁、山芋、土豆、泡菜、咸菜。

各种蛋类。

乳类：各种鲜奶、炼乳、奶酪、麦乳精。

各种水果及干果类，糖及糖果。

各种饮料：汽水、茶、巧克力、咖啡、可可等。

各类油脂。

其他：花生酱、琼脂、果酱等。

2. 嘌呤含量较少的食品（每100克嘌呤含量 <75毫克）

芦笋、菜花、四季豆、青豆、豌豆、菜豆、菠菜、蘑菇、青鱼、鲱鱼、鲑鱼、鲥鱼、金枪鱼、白鱼、糯米、麦片、麦麸等。

3. 嘌呤含量较高的食品（每100克嘌呤含量为 75~150毫克）

扁豆、鲤鱼、鳕鱼、大比目鱼、鲈鱼、梭鱼、鲭鱼、鳗及鳝鱼、熏火腿、猪肉、牛肉、牛舌、小牛肉、鸡汤、鸭、鹅、鸽子、鹌鹑、野鸡、兔肉、羊肉、鹿肉、肉汤、火鸡。

4. 嘌呤含量特高的食品（每100克嘌呤含量为 150~1000毫克）

胰腺825毫克，凤尾鱼363毫克，沙丁鱼295毫克，牛肝233毫克，牛肾200毫克，脑髓195毫克，肉汁160~400毫克。

在上面的这个标准中，食物比较散乱，记起来比较困难。如果能结合食物特点来分类，理解和记忆起来就容易多了。范志红博士在《健康管理》杂志上发表了《痛风病人管住嘴？看食物嘌呤排行榜！》，结合食物特点来进行嘌呤分类，比较实用。

第一等 超高嘌呤 含量食物

各种动物内脏（肝、肾、脑、脾等）；
部分水产品（沙丁鱼、凤尾鱼、鱼子、基围虾等）；
浓肉汤、浓鱼汤、海鲜火锅汤和羊肉火锅汤等；
还有干豆类（黄豆、黑豆、绿豆、红小豆等）

嘌呤含量在 150毫克 /100克以上，痛风和高尿酸血症的患者应当完全避免这些食物

大医生悄悄告诉你

豆类加工后会变成中低嘌呤食物

在第一等的食物中，其他动物性食品都是含水 70%~80% 的，而干豆类含水只有 10% 多点。水分含量不同的食物相提并论是很不公平的。而在实际饮食中，很少有人吃干豆子，都是用水煮甚至加水打浆之后再吃的，如果把豆子用水泡过再排序，就会降低级别。以黄豆为例，豆腐块（68.63毫克/100克）、水豆腐（67.57毫克/100克）、豆浆（63.17毫克/100克）都是中低嘌呤含量的食物。

第二等 中高嘌呤含量食物

各种畜肉（猪、牛、羊等）；

禽肉（鸡、鸭、鹅、鸽子、鹌鹑、火鸡等）；

部分鱼类（草鱼、鲈鱼、鲤鱼、鲫鱼、鳗鱼、鳝鱼等）；

甲壳类（牡蛎肉、螃蟹等）

嘌呤含量在 75~150 毫克 /100 克，
应严格限量，在急性发作期不能食用

第三等 中低嘌呤含量食物

深绿色嫩叶蔬菜（菠菜、油菜、茼蒿等绿叶菜，
芦笋等嫩茎菜）；

花类蔬菜（菜花、西蓝花等）；

嫩豆类蔬菜（毛豆、嫩豌豆、嫩蚕豆）；

未干制的菌类（各种鲜蘑菇）；

部分水产类（三文鱼、金枪鱼、白鱼、龙虾等）

嘌呤含量在 30~75 毫克 /100 克，适合常食

第四等 低嘌呤含量食物

奶类（牛奶、奶酪）；

各种蛋类（鸡蛋、鸭蛋、鹅蛋、鹌鹑蛋、鸽子蛋等）；

浅色叶菜（大白菜、圆白菜、娃娃菜等）；

根茎类蔬菜（土豆、芋头、甘薯、萝卜、胡萝卜等）；

茄果类蔬菜（番茄、茄子、青椒）；

瓜类蔬菜（冬瓜、丝瓜、黄瓜、南瓜等）；

各种水果；各种粮食（白面、小米、玉米等）

嘌呤含量在 30 毫克 /100 克以下，几乎无须顾忌其嘌呤含量

主食怎么选：
粗细搭配营养好

粗粮中的膳食纤维对痛风患者有益

1. 减肥，防痛风

膳食纤维有很强的吸水溶胀性能，吸水后，体积和重量增加 10 ~ 15 倍，既能增加人的饱腹感，又能减少人体对脂肪的吸收，预防痛风发作。

2. 减少痛风性高脂血症的发生

膳食纤维中的果胶可结合胆固醇，木质素可结合胆酸，使其直接从肠道中排出，从而减少膳食中胆固醇的吸收率和胆酸的重新吸收量，由此降低总胆固醇水平，净化血管，减少痛风性高脂血症的发生。

3. 有利于痛风性糖尿病的改善

膳食纤维中的果胶可以延长食物在肠道中的停留时间，降低葡萄糖的吸收速度，使餐后血糖不会急剧上升，有利于改善痛风性糖尿病。

粗粮和细粮的比例如何是好

对于普通的血尿酸升高或痛风患者而言，可以按照自己的饮食偏好自由搭配；对于体重超标甚至肥胖的人来说，建议尽量增加粗粮的比例，同时控制每天摄入的主食总量，以减轻体重；对于同时有糖尿病的患者来说，建议粗粮和细粮的比例为1：1或粗粮占更大的比例，这样有助于控制血糖；但是对于有血尿酸升高或痛风同时有胃肠道疾病（如消化性溃疡）的人来说，则应减少粗粮的比例，按照自己消化能力适宜的量来搭配粗粮和细粮。

关于粗粮和细粮我们怎么看

目前国内较为专业的食物营养成分书籍《中国食物成分表（第一册）》（杨月欣、王光亚、潘兴昌主编，北京大学医学出版社出版）中并没有将食物嘌呤列入其中。各种书籍或网络资料中的"食物嘌呤含量"来源众多，相关数据不甚一致，有些出入还相当大。这可能与不同地区、不同时期其测定的方法、所选食物的产地、品种、成熟程度、水分含量等因素有关。有些数据与相应的说法也并不完全匹配，如目前认为粗粮的嘌呤含量大大高于细粮，所以一般都建议高尿酸血症或痛风患者多选用细粮。但现有的谷薯类食物嘌呤含量并不完全支持这个说法。举例如下：

食材	嘌呤含量/（毫克/100克）	食材	嘌呤含量/（毫克/100克）
糯米	50.4	小麦	12.1
糙米	22.4	米粉	11.1
小米	20.1	芋头	10.1
面条	19.8	高粱	9.7
红薯	18.6	玉米	9.4
白米	18.1	土豆	3.6
面粉	17.1		

注：参考《高尿酸血症与痛风患者膳食指导》（WS/T 560-2017）和人民卫生出版社《营养与食品卫生学》。

从以上数据来看，很多日常的粗粮如玉米、高粱、芋头、土豆中的嘌呤含量远远低于精白米和精白面。所以，推荐患者多选用细粮的证据并不充分。再加上目前认为植物性食物中的嘌呤对患者血中尿酸含量的影响甚小，所以，建议大家日常主食做到粗细搭配就可以了，不用特地多选精粮。从另一方面来说，粗杂粮中所含的膳食纤维和各种营养素均高于细粮，如无特殊需要，血尿酸高的患者不必过分减少粗粮的摄入比例。

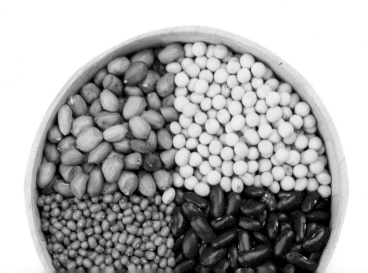

碳水化合物
以占每天总热量的 50% ~ 55% 为宜

碳水化合物是热量最经济的来源

碳水化合物（糖类）是人体维持生命活动所需的全部热量中最经济的来源，不仅如此，它们还在人体中发挥着重要作用，如构成机体组织、参与细胞的多种活动、参与蛋白质和脂肪的代谢、节省蛋白质、保肝解毒等。因此，痛风患者要合理摄入碳水化合物。

身体热量供应以碳水化合物为主

蛋白质、脂肪、碳水化合物是人体的主要热量来源。高蛋白和高脂肪对痛风而言是"同谋"，因此痛风患者为了减少痛风的发作，热量的提供者最好还是以碳水化合物为主。痛风患者每日适宜摄入的碳水化合物为每千克体重4 ~ 5克，占总热量的50% ~ 55%，最高可以达到70%。不过如果患有糖尿病，则另当别论了。

生活中减少单糖和双糖摄入的妙招

① 尽量不喝各种甜饮料，偶尔喝一次可以。

② 直接吃水果，市售果汁和榨的"原汁"应当控制在1杯以内。榨果蔬汁时尽量多放蔬菜，少放水果，避免自制果蔬汁含糖过多。

③ 乳酸菌饮料也要限量饮用，认真阅读包装上的食品营养成分表，尽量选择碳水化合物含量低的。

④ 如有每天喝一杯红糖水或蜂蜜水的习惯，就最好远离其他甜食、甜饮料，饼干、曲奇、巧克力之类最好不吃。

富含碳水化合物的食物推荐

食物名称	碳水化合物含量/（毫克/100克）	每天推荐量/克
大米	77.9	50
小米	75.1	50
玉米（鲜）	22.8	70
燕麦	66.9	45
薏米	71.1	60

蛋白质以植物蛋白为主，动物蛋白为辅

蛋白质控制在 0.8 ~ 1.0 克 / (千克体重·日)

痛风患者摄入的蛋白质应以植物蛋白为主，每日每千克标准体重供给 0.8 ~ 1.0 克，小麦（面粉）和大米中一般都含有较多的植物蛋白。

蛋白质经代谢后，会产生代谢废物尿酸和尿素氮等，所以，如果摄入蛋白质过多，体内尿酸含量易偏高。痛风患者饮食应以植物蛋白为主，并限制高蛋白质食物的摄入，以减少体内尿酸的合成。

摄入植物蛋白，选择吃豆腐

黄豆含丰富的优质蛋白质，但嘌呤含量较高。可将其制成豆腐，嘌呤含量会大大降低，每 100 克豆腐大概含有 55.5 毫克嘌呤，痛风缓解期患者可每天食用 50 克左右，以补充蛋白质。

有选择地摄入动物蛋白

为了均衡营养，痛风患者也可以适量摄入动物性蛋白（鸡蛋、牛奶、禽肉类等）。相对于海鲜及红肉（烹饪前呈现出红色的肉，所有哺乳动物的肉都是红肉），家禽及蛋类中嘌呤含量有限，对于血尿酸水平的影响较小，因此推荐痛风患者优先选择家禽及蛋类作为动物蛋白的主要来源。

像猪肉、牛肉、羊肉、兔肉、驴肉等"红肉"，痛风患者应限制摄入。研究表明，红肉摄入越多，血尿酸水平升高越显著，痛风的发病率越高。同时，大量吃红肉还可能诱发心脑血管疾病，尤其是冠心病。

 大医生悄悄告诉你

蛋白质摄入的安排原则

1. 动植物食物、多种食物搭配。
2. 不可过多，蛋白质摄入推荐量应占总能量的 11% ~ 15%。
3. 不可过少，即使痛风发作期也要保证每日最低蛋白质需要量的供给。
4. 具体来说，急性期主要以谷类、牛奶、蛋类为主；慢性期根据病情，在限量范围内，进食一些嘌呤含量低或中等量的食物，如禽、肉、鱼（煮过弃汤）及豆制品，避免吃炖肉或卤肉。

脂肪摄入总量以每天50克左右为宜

由于脂肪会阻碍肾脏排出尿酸，因此脂肪摄入量应控制在总能量的 20% ~ 25%，每天摄入总量以 50 克左右为宜。

摄入脂肪的主要方式

痛风患者要以植物油为主（如橄榄油、葵花子油、玉米油、花生油等），少吃动物脂肪。如果食用瘦肉、鸡肉、鸭肉等，应该煮沸后去汤食用，避免吃炖肉或卤肉。另外，禽类皮下组织中脂肪含量丰富，不建议患者过多摄入油炸、带皮的禽类食品。

要补充不饱和脂肪酸

"忌食海鲜"曾被痛风患者奉为铁律，然而这一观点已经过时。海鲜对于人的营养和健康作用优于其他肉类。尤其值得一提的是，海鲜中含有丰富的不饱和脂肪酸，是人体不饱和脂肪酸的主要来源，后者可能对心脑血管系统具有保护作用，而痛风患者又是心脑血管疾病的高发人群。因此，痛风患者不应一概而论地忌食海鲜，而应根据不同海鲜的嘌呤含量而定，忌食嘌呤含量高的海鲜，而适当进食低、中嘌呤类海鲜。如同样是动物性海产品的海蜇和海参，其嘌呤含量分别只有9.3 毫克 /100 克和 4.2 毫克 /100 克，比青菜还要低。所以，这些嘌呤含量低的海产品痛风患者完全可以吃。还有，海藻属于较低嘌呤食物，且为优质碱性食物，痛风患者适当食用对改善心脑血管疾病也有好处。

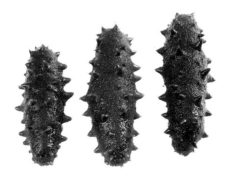

需要提醒的是，对于严格限制海鲜的患者，应当注意补充其他种类的优质蛋白，尤其是对于有心脑血管疾病的患者应注意补充不饱和脂肪酸。

胆固醇每天不超过 200 毫克

"提高""降低"是我们对待胆固醇的基本态度

　　人吃的食物在胃内会被消化和吸收，而其中的大部分脂肪会被送到肝脏，合成甘油三酯和胆固醇，两者不能溶于血液，通过载脂蛋白输送到全身。载脂蛋白与脂类物质结合，从而运送后者到需要的地方。对人体影响最大的两种脂蛋白就是高密度脂蛋白（HDL）和低密度脂蛋白（LDL），前者被称为"好脂蛋白"，后者被称为"坏脂蛋白"。高密度脂蛋白运输胆固醇至肝脏，可以防止胆固醇在血管中的堆积，帮助尿酸排泄，防止动脉硬化；低密度脂蛋白则有着相反的作用。

　　"提高""降低"是我们对待胆固醇的基本态度，"提高"是提高高密度脂蛋白，"降低"是指降低低密度脂蛋白。

每天胆固醇的摄入量在 200 毫克以内

　　胆固醇虽然也是人体的重要组成成分，不可或缺，但是由于它对肥胖、尿酸代谢的影响较大，所以，要对胆固醇的摄入量进行严格控制。

　　通常健康人每天胆固醇摄入量不超过 300 毫克，而有痛风、高血压、糖尿病、血脂异常以及其他心脑血管病的人，每天的摄入量最好不超过 200 毫克。

　　究竟这 200 毫克和 300 毫克有多少呢？其实很简单，一个鸡蛋的胆固醇含量约为 300 毫克，也就是说，每天一个鸡蛋足矣；200 毫克就是 2/3 个鸡蛋的胆固醇量。常见的食材中，胆固醇含量高的大都是一些动物的内脏，所以选择的时候要小心。

痛风患者不宜食用的高胆固醇食材

食材	胆固醇含量/（毫克/100克）	食材	胆固醇含量/（毫克/100克）
鸡肝	356	河蟹	267
黄油	296	河虾	240
猪肝	288	鸡心	194

每天摄入 25 ~ 30 克膳食纤维

肥胖是痛风的帮手

肥胖是痛风的同伙，一般肥胖的人更易得痛风，尤其是营养过剩、缺乏运动的人，发病机制尚不明确，可能与血尿酸水平及尿酸清除率等有关。所以预防肥胖和减肥对防治痛风来说，就显得格外重要。

膳食纤维具有消除肥胖的作用

膳食纤维有水溶性和非水溶性两种。水溶性膳食纤维存在于海藻、水果中，能够起到软化粪便、通便的作用，可以促进体内脂肪的排泄，对瘦身，尤其是瘦肚子有良好的功效。非水溶性膳食能够增加粪便体积，促进胃肠蠕动而助排便。同时膳食纤维有很强的吸水膨胀作用，可以增加饱腹感，控制食量，从而达到减肥的目的。

有关膳食纤维，需要辟谣的

Q：膳食纤维会因为加热而被破坏？

A：不会。

不少痛风患者看到蔬菜烹调之后变软了，就认为其中的纤维素被破坏了。其实，纤维素的化学性质非常稳定，加热到 100℃ 是根本不可能将它破坏、分解的。棉布的纤维就是纤维素，蔬菜中的纤维素在化学本质上和它是一样的，只是拥有了不同的外表。难道说棉布煮一下就会分解了吗？

除了纤维素之外，其他膳食纤维和各种矿物质也一样能够耐受烹调加热。真正会在煮沸加热时被破坏的只是维生素一类的低分子营养素，油炸加热时，蛋白质和脂肪也会发生变化。

Q：菜切碎了，膳食纤维的健康作用也失去了？

A：不对。

包括白菜筋在内的蔬菜纤维属于不溶性膳食纤维，不溶性膳食纤维的健康作用在于它不能在小肠中被人体吸收，会带着少量胆固醇、脂肪和重金属离子进入大肠，同时发挥增大食物残渣体积、刺激肠道蠕动、带走体内垃圾的功效，从而起到减肥作用。白菜的筋是否切碎，和它的健康功效毫无关系。即便吃白菜剁成的饺子馅，也能发挥作用。

实际上，蔬菜中的纤维如果能够细小一些，对于部分人反而是有利的，比如患有肠胃病的痛风患者，过硬的纤维对发炎、受损的肠胃黏膜有刺激作用。把难嚼的蔬菜切细，也更利于牙齿不好的老年痛风患者。

痛风患者每天摄入 25 ～ 30 克膳食纤维

18 岁以上的人，每天膳食纤维的摄入量至少 25 毫克，但是也不要太多，以免造成胃肠道不适。痛风患者每天摄入 25 ～ 30 克膳食纤维即可。我国居民的膳食纤维摄入量一般不足，需要有意识地多食富含膳食纤维的食物。

如何在饮食中科学摄入膳食纤维

1. 食用未精制的谷类

未经过加工精制的谷类中含有质量和数量较好的膳食纤维成分，能够补充精米、精面之不足，如在大米中加入适量糙米，或者食用全麦面包。

2. 多食一些蔬菜

一日三餐的菜肴中，多加入一些根菜类蔬菜，也可选用一些可生吃的蔬菜作为加餐，如番茄、黄瓜、生菜等。虽然不建议吃过多的水果，但适量吃一些还是没问题的。一般每天水果的量在 200 ～ 250 克都是正常的。应注意选择不太甜的水果，这类水果中果糖的含量会低些。

痛风患者的高膳食纤维食物推荐

食材	膳食纤维含量/（克/100克可食部）	每天推荐食用量/克
大麦	9.9	60～80
红小豆	7.7	30
绿豆	6.4	40
玉米面	5.6	70
菠菜	4.5	80～100
芹菜	2.6	100
韭菜	3.3	50
裙带菜	40.6	50

钾可以促进尿酸排泄

钾对保持人体酸碱平衡起着重要的作用

人体内的矿物质中，钾的含量仅次于钙元素和磷元素，位居第三位。它是人体内电解质的主要成分之一，在维持细胞内外渗透压及酸碱平衡中起重要作用，是保持酸碱平衡、维持神经和肌肉兴奋性不可缺少的元素。

多吃富含钾的食物可以减少血中尿酸量

钾对于预防痛风和高尿酸血症很重要，可以减少尿酸在体内的沉淀，有助于排出尿酸。早期痛风患者多摄入富含钾的食物，有助于改善病情。

很多蔬菜和水果都含有较多的钾。摄入高钾的果蔬可以为身体提供较多的钾，这些钾在排泄过程中可使尿液在一定程度上偏碱性，从而减少尿液中尿酸的结晶，促进尿酸的排出，防止形成尿酸性泌尿系统结石。

痛风患者的高钾食物推荐

食材	钾含量/（毫克/100克）	每天推荐食用量/克
银耳（干）	1588	10
板栗	442	100
土豆	342	150
香蕉	256	150
空心菜	243	50
黑木耳（水发）	52	50

日常饮食补钾须知

① 在日常饮食中，钾和钠的摄入量以2：1为宜。

② 果汁中虽然含钾较高，但同时单糖、双糖类特别是果糖的含量也较高，所以仍然不建议多喝果汁，也包括鲜榨果汁。

③ 高血压患者在补钾前最好先检查自己的肾功能和血钾，肾功能不全时，其钾的排出较慢，故应慎食钾盐。

镁可以调节尿酸代谢

镁有助于调节尿酸代谢

镁参与人体内三大产热营养素的代谢和神经传递、肌肉收缩等。对于预防痛风而言，镁也有着特殊的作用：镁可以改变酸性体质，调节尿酸代谢，有助于预防痛风，以及缓解痛风症状。

痛风患者的高镁食物推荐

食材	镁含量/（毫克/100克可食部）	每天推荐食用量/克
杏仁	275	40
荞麦	258	60
花生仁	178	20
海参	149	50
海蜇	124	50

日常饮食补镁须知

① 膳食中促进镁吸收的成分主要有氨基酸、乳糖等；抑制镁吸收的主要成分有过多的磷、草酸、植酸和膳食纤维等。

② 钙、磷、镁摄入量之比以 5 ：3 ：1 最好，如果其中一种摄入过多或过少，其他两种营养素就会受影响，从而影响人体健康。在补镁的同时，多摄入一些适合痛风患者食用的富含钙、磷的食物，如牛奶、杏仁等。

③ 动物性脂肪含量过高时，人体对镁的吸收会受影响，人体血尿酸水平也会升高，因此痛风患者要少吃高脂肪食品。

 大医生悄悄告诉你

镁的其他保健功效

保护骨骼健康；维持神经和肌肉的正常功能；对心血管系统有保护作用；预防肾结石、胆结石；改善消化不良；与钙并用有助于缓解焦虑，可作为天然的镇静剂。

每天不超过 6 克盐，警惕隐性盐

每天盐的摄入量应控制在 6 克以下

膳食指南中建议每人每天钠盐摄入量不超过 6 克。食盐中的钠有促使尿酸沉淀的作用，加之痛风多并发高血压病、冠心病及肾脏病变等，所以，痛风患者更应限制盐的摄入，每天要严格限制在 6 克以下。

减少"隐性食盐"

大家在计算盐的摄入量时，不仅要包括食盐的含量，还要包括加入味精、酱油、番茄酱、咸菜、熟食制品的钠盐含量，因为这些物质中所含的盐往往是看不见的。事实上，凡是咸味和鲜味调味品一般都含有钠，都可以算成盐。根据《中国食物成分表》，3 克味精、2 克多鸡精和 6 ~ 10 克酱油的含钠量与 1 克盐相当。黄酱和豆瓣酱等的含盐量跟酱油大体相当。

这些食物中的食盐被称为"隐性食盐"，过量食用，也等同于食用了大量的食盐。因此，如果菜肴中有这些"隐性食盐"，就要相应减少食盐的摄入量。

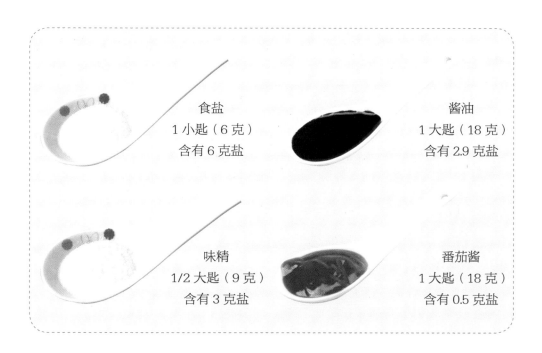

食盐
1 小匙（6 克）
含有 6 克盐

酱油
1 大匙（18 克）
含有 2.9 克盐

味精
1/2 大匙（9 克）
含有 3 克盐

番茄酱
1 大匙（18 克）
含有 0.5 克盐

加工食品的含盐量多得你想不到

人们总说要控制食物中盐的量，其实并不完全对，确切地说是控制食物中钠的摄入量。不仅仅是盐中含有钠，人们吃的所有食物中都含有钠，即使并未添加盐。另外，一些加工过的食物中会添加一些盐作为调味用，比如甜面酱、番茄酱、苏打饼干、全麦面包等，这些都是容易被人们忽略掉的隐性盐。因此，还有很大一部分盐是藏在各种各样的食品和调味品中的，也许在你不经意间，盐或者说钠的摄入量就已经超标了。

食物名称	含钠量/（克/100克）	食物名称	含钠量/（克/100克）
酱萝卜	6.88	肉松	2.3
虾皮	5.1	火腿	1.1
鲮鱼罐头	2.3	扒鸡	1.0

建议食用低钠盐

低钠盐就是指钠含量比较少的食用盐。虽然低钠盐中钠含量比普通盐少25%～30%，但是咸度和普通盐差不多，所以，烹调时用盐量不增加，却能使人体摄入的钠量减少。低钠盐含有丰富的钾和镁，有助于降低血压。在人体内，钾有降血压的作用，而钠有升血压的作用，关键是钾的降压作用是通过拮抗钠实现的。所以，机体摄入钠与钾的比值越大，则血压越高、高血压患病率越大，且不利于糖尿病患者控制血糖。

所以，低钠盐对高血压、糖尿病患者和健康人都是有好处的，但是合并肾功能不全者，应注意避免摄入过量的钾。

使用小盐勺，改变口味重的习惯

家庭烹调食物要用专用的"盐勺"，1勺盐大致是2克。每人每天6克即可，即3勺，每人每餐1勺即可。长期坚持使用专用"盐勺"，是可以把口味变淡的，但是这个过程需要慢慢形成习惯。

改善摄取食盐不当的习惯

① 避免吃咸的食物，如咸菜、腐乳、榨菜等。

② 不要在餐桌上放食盐，避免临时往食物中加盐。

③ 少吃或不吃腌制食品。

每天饮水不少于 2000 毫升

水可以促进尿酸排泄

对于痛风患者来说，可多饮水以促进尿酸排泄。

每天饮水量不少于 2000 毫升

为了促进尿酸的排出，痛风患者每天的饮水量必须大于 2000 毫升；在痛风急性发作期要求每天饮水 3000 毫升以上，以保证每日的排尿量不少于 2000 毫升。为了保证饮水量，最好使用有刻度的杯子饮水，这样就能知道自己喝了多少。

早起和睡前是饮水的最佳时机

一天中，该在何时饮水也颇有讲究。早起和睡前是饮水的最佳时机，因为夜间和早晨（指起床后至早饭前 30 分钟这段时间）起床，血流速度缓慢，血液黏稠度增加，血中尿酸易沉积。建议早上起来饮水 300 毫升，白天可每隔 1 ~ 2 小时饮用 1 杯水，晚上睡觉前适量饮水。白天，饮水的时间应在三餐前，此时饮水能保证人体分泌必要的和足够的消化液，帮助餐后食物的消化吸收，还不会影响组织细胞中的生理含水量。餐后不要马上饮水，以免引起胃胀和消化不良。

夏、冬饮水有不同

在不同季节，喝同样量的水却不能保证产生同样量的尿液。在冬季，人一天的尿量保持在 2000 毫升不难；而在挥汗如雨的夏季，即使大量饮水，尿量还是很难达到 2000 毫升，此时应采取适当对策，如增加饮水量或减少体力劳动、使用空调等来减少汗液的排出量。

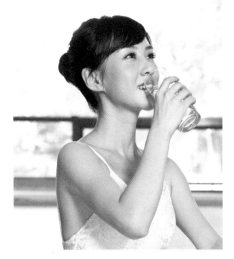

如肾功能正常，可加服小苏打片以碱化尿液，对尿酸排出有益，每天 3 次，每次 1 克。

痛风急性发作期更要多饮水

很多处于急性发作期的患者，因剧痛减少活动量，特意减少饮水量以减少小便次数。但是，这不利于缓解病情，也容易引发尿路结石。如果饮水量太少，排尿量少，代谢废物增多，尿路容易形成微小结石，还会诱发尿路感染，也不利于配合药物治疗。所以，急性发作期应多饮水，增加尿量，充分发挥痛风药物的治疗功效，及时排除体内的代谢废物。

运动过程中应及时补充水分

运动时，应当及时补充水分。一般来说，普通人每隔 15 分钟补充 150 ~ 300 毫升水，痛风患者应控制在 250 ~ 400 毫升。运动中容易出汗，通常排尿减少，体内的水分主要通过汗腺排出，容易影响体内尿酸"主渠道"的排泄，适当补充水分，增加尿液的排泄次数，对痛风患者是有益的。

不宜喝纯净水

纯净水的 pH 值在 6.0 左右，偏酸性，长期饮用对人体健康不利，对痛风患者尿酸的排泄也不利，因此不宜饮用。喝普通的白开水或矿泉水为好，它们的 pH 值一般在 6.5 ~ 8.5，偏中性或偏碱性。

不爱喝水怎么办

有些痛风患者不爱喝白开水等，这时，可以选择在白天适量喝些淡茶水，起到利尿的作用。

需要注意的是，茶中含有鞣酸，容易与食物中的铁结合形成不溶性沉淀物，影响铁的吸收；与某些蛋白质结合形成鞣酸蛋白，不利于蛋白质的吸收。所以餐后不要立即饮茶，以免影响营养物质的吸收。可以选择在餐后 1 小时饮用，且宜喝淡茶。

 大医生悄悄告诉你

痛风患者可以适量喝咖啡

咖啡可降低血尿酸水平，并降低痛风的发病率。对于习惯饮咖啡的痛风患者，不必忍痛戒掉。不过，医生也不主张通过大量饮用咖啡来降低血尿酸水平，因为咖啡的降尿酸作用轻微，而大量饮用咖啡可导致血钙丢失及增加骨折的风险。

最好戒酒

痛风急性发作期需忌酒

酒精会阻止尿酸排出体外，从而导致尿酸升高。长期大量饮酒，可导致血尿酸增高和血乳酸增高，诱发痛风性关节炎急性发作。酒类中特别要注意啤酒，除了上述原因以外，啤酒本身含有大量嘌呤，会进一步诱发痛风。对于痛风急性发作、药物控制不佳或慢性痛风石关节炎的患者，应忌酒精。

缓解期的痛风患者应控制好饮酒量

处于缓解期的痛风患者，应适量饮酒，控制好尿酸值。每天控制适量的酒精摄入量，男性不宜超过 2 个酒精单位 / 日，女性不宜超过 1 个酒精单位 / 日（1 个酒精单位约合 14 克纯酒精）。1 个酒精单位相当于 ABV12% 的红葡萄酒 145 毫升、ABV3.5% 的啤酒 497 毫升或 ABV40% 的蒸馏酒 43 毫升。每次要慢慢饮用，不要将杯中的酒一口气都喝干，以免使尿酸值急剧增高。

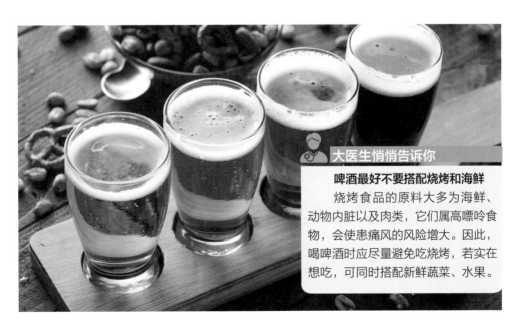

大医生悄悄告诉你

啤酒最好不要搭配烧烤和海鲜
烧烤食品的原料大多为海鲜、动物内脏以及肉类，它们属高嘌呤食物，会使患痛风的风险增大。因此，喝啤酒时应尽量避免吃烧烤，若实在想吃，可同时搭配新鲜蔬菜、水果。

注：ABV，Alcohol by Volume，一种酒精含量的计量方式，指酒精含量的体积百分比，即日常所说的酒的"度数"。

**专题 要想远离痛风，
就要远离这些"痛风好伙伴"**

现代医学目前还不能精确地解释尿酸增高的机制，除了先天因素外，后天因素是大家关注的重点，究竟有哪些影响因素呢？

高嘌呤饮食

高蛋白、高脂肪、高嘌呤的食物，人体消化吸收后，经过体内代谢，会导致血尿酸水平增高，从而诱发痛风急性发作。例如，常吃火锅很容易诱发痛风——火锅以动物内脏、肉类、海鲜等高嘌呤食物为主要原料，如果爱吃火锅，爱喝火锅汤，会导致体内尿酸含量大大增加，为痛风的发生埋下了伏笔。

高血压

研究发现，高血压患者的痛风患病率为 2% ~ 12%，痛风患者中伴有高血压的占 25% ~ 50%。未经治疗的高血压患者中，血尿酸增高者约占 58%。

高脂血症

75% ~ 84% 的痛风患者有高甘油三酯血症，82% 的高甘油三酯血症者伴有高尿酸血症，膳食不合理和尿酸排出减少是痛风患者并发高脂血症的重要因素。

肥胖

肥胖者更易患痛风。有研究发现，痛风患者的平均体重超过标准体重 10% ~ 30%，并且人体表面积越大，血尿酸水平越高。肥胖者减轻体重后，血尿酸水平可以下降，这说明长期摄入过多和体重超重与血尿酸水平的持续升高有关。所以，痛风患者为了减轻病情，应减轻体重，达到生理体重标准。

糖尿病

糖尿病患者中有 0.1% ~ 0.9% 伴有痛风，而伴高尿酸血症者占 2% ~ 50%。肥胖、糖尿病、痛风三者息息相关，都与人体代谢关系密切，很可能同时发生。

 大医生悄悄告诉你

肥胖人群和"三高"人群尤其要预防痛风

痛风属于代谢综合征，因此肥胖人群和已患有"三高"的人群应当格外注意。痛风与高血糖、高血压、高血脂、肥胖相互并存，经常配合在一起"兴风作浪"。"三高"人群也许现在还没有痛风症状出现，但仍须警惕痛风。

Part

3

科学规划
每天饮食总量

每天需要吃多少

计算每天需要多少热量

为了让痛风患者掌握安排日常饮食的方法，我们用下面的例子详解如何安排日常饮食：王先生，58岁，身高170厘米，体重70千克，从事办公室工作，患病4年。

计算标准体重

标准体重（千克）＝身高（厘米）－105

判断现有体重是消瘦还是肥胖

BMI（身体质量指数）＝现有体重（千克）÷［身高（米）］^{2}

中国成年人体质指数标准表

消瘦	正常	超重	肥胖
<18.5	18.5～23.9	24～27.9	≥28

判断活动强度

轻体力劳动：以站着或少量走动为主的工作，如教师、办公室工作者等；中等体力劳动：如学生的日常活动等；重体力劳动：如体育运动，非机械化的装卸、伐木、采矿、砸石等劳动。

计算每日所需总热量

每天所需总热量＝标准体重（千克）×每日每千克标准体重需要的热量（千卡）

成人热量供给标准表 （单位：千卡／千克）

劳动强度	身体消瘦	体重正常	身体超重或肥胖
轻体力劳动	35	25～30	20
中等体力劳动	40	30～35	30
重体力劳动	45～50	40	35

王先生的体重评价：BMI＝70kg÷1.70m^2＝24.2，属于超重。办公室工作为轻体力劳动，每日能量供给标准为20千卡／千克。王先生每日所需总能量＝（170－105）×20＝1300千卡。

"90 千卡"为一份，计算每天的食物交换份

为什么"90 千卡"是 1 个食物交换份

　　食物交换份是将食物按照来源、性质分成几大类，1 个交换份的同类食物在一定重量内，所含的热量、碳水化合物、蛋白质和脂肪相似，而 1 个交换份的不同类食物间所提供的热量是相等的，都是 90 千卡，所以约定俗成地就将"90 千卡"视为 1 个食物交换份。

　　食物交换份的应用可使痛风食谱的设计趋于简单化。可以根据患者的饮食习惯、经济条件、季节和市场供应情况等选择食物，调剂一日三餐。在不超出全日总热量的前提下，能让痛风患者和正常人一样选食，做到膳食多样化，营养更均衡。

食物交换的四大组（八小类）内容和营养价值表

组别	类别	每份质量/克	热量/千卡	蛋白质/克	脂肪/克	碳水化合物/克	主要营养素
谷薯组	谷薯类	25	90	2.0	—	20.0	碳水化合物、膳食纤维
蔬果组	蔬菜类	500	90	5.0	—	17.0	矿物质
	水果类	200	90	1.0	—	21.0	维生素
肉蛋奶豆组	黄豆类	25	90	9.0	4.0	4.0	蛋白质、膳食纤维
	奶及奶制品	160	90	5.0	5.0	6.0	蛋白质
	肉蛋类	50	90	9.0	6.0	—	蛋白质、脂肪
油脂组	坚果类	15	90	4.0	7.0	2.0	脂肪
	油脂类	10	90	—	10.0	—	脂肪

计算食物交换份的份数

　　食物交换份的份数 ＝ 每日需要的总热量（千卡）÷90（千卡）

　　由得出的数值我们知道，患者王先生每天需要的食物份数约为 14 份（王先生每日所需的总热量为 1300 千卡，1300÷90 ≈ 14 份，在合理的范围内，也方便计算）。

确定主食量

主食即富含碳水化合物的食物，如大米、面粉、玉米等，是全天食物中热量的主要来源。可根据个人每日所需要的热量来决定主食的进食量。

每日所需热量	每日建议主食量
1200千卡	约为150克
1300千卡	约为175克
1400千卡	约为200克
1500千卡	约为225克
1600千卡	约为250克
1700千卡	约为275克
1800千卡	约为300克
1900千卡	约为325克
2000千卡	约为350克
2100千卡	约为375克

早、中、晚热量摄入比以3：4：3为宜

合理搭配好每天的一日三餐，对控制痛风是非常重要的。中国营养学会建议一日三餐的分配比例是：早餐占全天总热量的30%，午餐占全天总热量的40%，晚餐占全天总热量的30%，可根据职业、劳动程度和生活习惯进行适当调整。还可以在三餐之中匀出一部分主食作为加餐食品。

确定副食量

副食是指除了主食外，用来下饭的蔬菜、肉类、蛋、豆类及其制品、奶、水果、油脂等。每天需要的热量减去主食量，即为副食量。

副食品	推荐量（大致）
蔬菜	500克
瘦肉	50~75克
蛋类	每天1个
豆类及其制品	50~100克
奶及奶制品	300克
水果	200克（在病情允许的情况下食用）
油脂	不超过25克

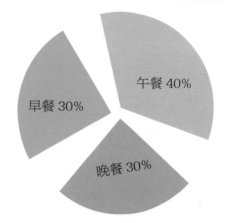

痛风患者可以在控制每天总热量的前提下，每日主食总量不变，从正餐中减少主食，匀出25~50克以副食代替，作为加餐。加餐一般选择半个苹果、一根黄瓜、一杯酸奶、一小把坚果等。

把每日所需热量分配到食物

不同热量痛风饮食内容举例（份）

根据痛风的营养特点，参照糖尿病食品交换份，我们把不同能量的痛风饮食内容列表如下：

能量 /千卡	谷薯类		蔬果类		肉蛋豆类		浆乳类		油脂类		总计 /份
	份	量	份	量	份	量	份	量	份	量	
1200	6	150克	1	500克	2	100克	2	320克	2	2汤匙	13
1400	8	200克	1	500克	2	100克	2.5	400克	2	2汤匙	15.5
1600	10	250克	1	500克	2.5	125克	2.5	400克	2	2汤匙	18
1800	12	300克	1	500克	2.5	125克	2.5	400克	2	2汤匙	20
2000	14	350克	1	500克	2.5	125克	2.5	400克	2	2汤匙	22
2200	16	400克	1	500克	2.5	125克	2.5	400克	2	2汤匙	24

计算出了食物交换份的份数，就可以根据自己的饮食习惯和口味来选择并交换食物。通过前面的计算我们知道了患者王先生每天所需的总热量约为 1300 千卡，得出患者王先生每天需要主食 175 克（计 7 份）、蔬菜 500 克（计 1 份）、肉蛋豆类 100 克（计 2 份）、牛奶 320 克（计 2 份）、油脂 20 克（计 2 份），一共 14 份。

痛风患者可以按照平衡膳食的原则，根据自己的实际情况调整食物的分配，确定好食物种类和每天的食物量后，再结合"中国居民平衡膳食宝塔"，就可以拿这些食物制定食谱了。

大医生悄悄告诉你

痛风患者可以食用蛋类、牛奶、酸奶吗？

蛋类是安全的优质蛋白质来源，合理的烹调方法不仅不会诱发痛风，而且会为机体提供丰富合理的营养。痛风患者吃蛋类食品应以蒸、煮为主，避免用油煎、炸。一般没有高脂血症的痛风患者可以每天吃 1 个鸡蛋，合并高脂血症患者可以食用 1 个完整的蛋白加半个蛋黄。

牛奶是低嘌呤食材，也是痛风患者蛋白质的重要来源，建议痛风患者每天选用 300 毫升牛奶，这样可以相应减少肉类的摄入。酸奶是以牛奶为原料，加入乳酸菌，在一定条件下发酵而成的。不能喝牛奶的人，可以选择酸奶。

手掌法则轻松掌控一天吃饭的量

　　以上是较为精确的计算方法，可实际上，对于不少老年痛风患者来说，食品交换份法掌握起来很麻烦。那么，有没有一种更方便直观的方法帮助大家大概确定几类基本营养素的每日摄入量呢？下面就为大家介绍一个"手掌法则"。利用自己的手，就可以基本确定每日所需食物的量了。这种方法虽然不是特别精确，但非常方便实用。

主食量 =2 拳头

　　选用相当于自己两个拳头大小的淀粉类食物，如馒头、花卷、米饭等，就可以满足一天碳水化合物的需求量了。

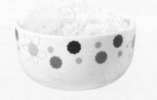

牛奶量 =2 杯

　　1 杯牛奶相当于 160 ~ 200 毫升，2 杯为 320 ~ 400 毫升。

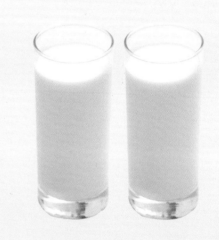

固体油脂 = 1 拇指尖

　　拇指第一节大小的一块固体动物油脂为每天的摄取量。植物油只能用调羹盛，每天推荐量是 25 克左右。

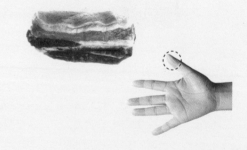

蔬菜量＝两手捧

两只手能够捧住的菜量相当于 500 克的量，每天进食 500 ～ 1000 克蔬菜可满足机体需要。当然，这些蔬菜都应该是低碳水化合物蔬菜，如豆芽、卷心菜等。

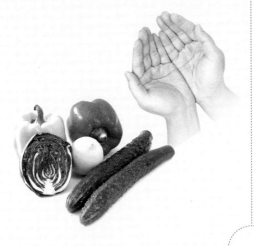

瘦肉量＝两指并拢量

切一块与食指厚度相同、与两指（食指和中指并拢）的长度和宽度相同的瘦肉，相当于 50 克的量，即可满足一天需要。

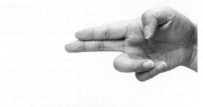

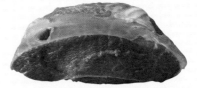

水果 =1 拳头量

水果一天的需求量则相当于 1 个拳头大小。

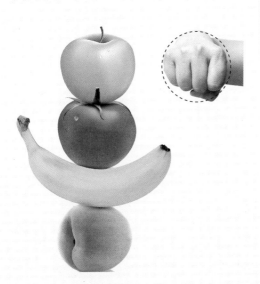

 大医生悄悄告诉你

痛风患者应限制各种含酒精饮料，尤其是啤酒和蒸馏酒（白酒）。如果实在想喝，应遵循下面这个原则：总体饮酒量男性不宜超过 2 个酒精单位/日，女性不宜超过1个酒精单位/日（1个酒精单位约合14克纯酒精）。1个酒精单位相当于ABV12%的红葡萄酒145毫升、ABV3.5%的啤酒497毫升或ABV40%的蒸馏酒43毫升。

早餐要营养全、易吸收

吃早餐，很有必要

　　早餐很重要，一定要吃。如果一个人长期不吃早餐，血液黏稠度容易上升，血液流动变慢，这样患心脑血管疾病的概率会大大增加，甚至影响肾脏功能，导致尿酸排泄不畅，为痛风发病埋下隐患。另外，早餐决定了上午一个人的精力是否充沛，因此吃好早餐就显得很重要。

主食 + 蔬菜 + 水果的黄金搭配

　　痛风患者的一顿完美早餐应该包括米面类、蔬果类、蛋类、浆乳类这四种食物。同时，还要做到粗细搭配、软硬搭配。

　　米面类：馒头、面条、面包、米饭、玉米等。

　　蔬果类：生菜、油菜、黄瓜、芹菜等。

　　蛋类：煮蛋、蒸蛋、煎蛋。煎蛋应使用不粘锅，尽量少放油。

　　浆乳类：牛奶、酸奶、豆浆等。

大医生悄悄告诉你

　　痛风患者早餐选择吃面包时，不要再蘸花生酱了。因为花生属酸性食物且嘌呤含量较高，建议痛风患者最好少吃。

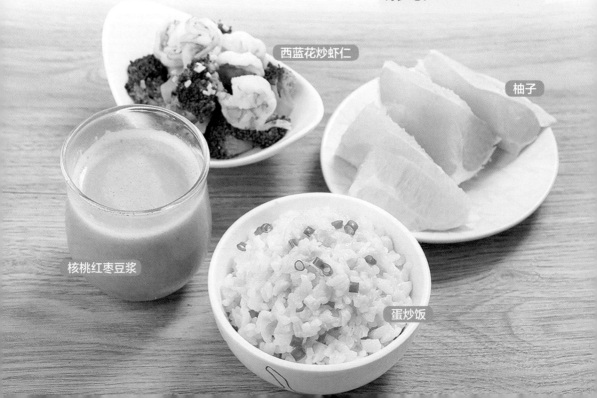

西蓝花炒虾仁

柚子

核桃红枣豆浆

蛋炒饭

必须要改进的常见搭配

1. 蔬菜 + 水果

早餐只吃蔬菜和水果，虽然可以提供丰富的维生素和膳食纤维，但是会导致热量和蛋白质摄入不足，对身体健康不利。

2. 清粥 + 小菜（咸菜、腐乳等）

这样的早餐仅能提供热量，缺乏痛风患者所需的蛋白质和维生素等营养，另外咸菜中盐分含量过高，不利于痛风患者的身体健康。要想达到健康早餐的标准，可以在煮粥时加一些杂豆，并将咸菜换成炒青菜等小炒菜。

3. 面包 + 牛奶

夹馅的面包不论咸或甜，油脂和糖分含量都不少。糖分太多，会令血糖很快上升，但又很快下降，因此很难维持一上午精力充沛。痛风患者不妨把面包换成全麦面包，将黄瓜、生菜、番茄等切片夹在两片面包中吃，以摄入更多营养。

4. 三明治 + 汉堡

三明治和汉堡主要是由肉、蔬菜和面包制作而成，虽然看似营养较多，但热量和油脂高，因此最好不吃，或者一个星期最多吃一次，痛风患者吃的时候可以搭配一杯鲜果汁，这样有干有稀，营养也更均衡。

粗粮、蒸红薯等改善代谢

粗粮中膳食纤维多，拥有强大的清肠能力，能改善痛风患者的代谢功能；红薯含有丰富的膳食纤维、钾、果胶和维生素 C，能够降低血脂，平衡体内酸碱，能增加饱腹感，非常适合肥胖者食用，可防止尿酸升高。早餐不妨适当食用。

不喝甜饮料，避免果糖代谢生成尿酸

研究发现，饮料中的甜味部分来自于富含果糖的玉米糖浆，而大量摄入果糖对血尿酸的影响类似于红肉等高嘌呤食物。富含果糖的甜饮料，能显著增加血尿酸水平。原因可能与果糖增加尿酸生成有关，同时果糖加重脂肪堆积，增加胰岛素抵抗，减少肾尿酸排泄，促进血尿酸水平增高。所以痛风患者早餐不要喝甜饮料，要注意限制果糖摄入。

午餐要热量足、多蔬果

用丰盛的午餐承上启下

　　上午的热量消耗加上下午的热量需求，午餐的重要性可想而知。最好要吃 3 种以上的蔬菜，这样能够保证身体吸收充足的维生素、矿物质和膳食纤维。午后的间隙可以选择一些水果零食，适当进食。主食和副食可以按照科学配餐的原则挑选几种，相互搭配食用。

多吃蔬菜，增加饱腹感又降尿酸

　　蔬菜的嘌呤含量处于"中低"和"低"类别中，是痛风和高尿酸血症患者最需要增加摄入量的一类食材。

　　在各类蔬菜当中，冬瓜、黄瓜、番茄、莴笋之类富含水分、热量很低又有利尿作用的食物都无需限量。绿叶蔬菜虽然嘌呤含量高于冬瓜、黄瓜，鉴于其极高的营养价值，以及大量的钙、镁、钾元素，多食用它们利远远大于弊，痛风患者亦应足量摄取。考虑到绿叶蔬菜提升饱腹感的作用明显大于冬瓜、番茄之类熟后质软的蔬菜，每天摄入 300 克以上对控制体重很有帮助。只需在烹调方法方面采用煮、焯等方式，即可进一步降低其嘌呤含量。对涩味蔬菜来说，焯水还能大幅度降低其草酸含量，避免草酸干扰尿酸排泄。

菌类可作为配菜适当食用

　　菌类蔬菜是微生物的子实体，细胞较为密集，嘌呤含量也较高。经测定发现，干的黑木耳嘌呤含量为 166 毫克 /100 克，似乎为高嘌呤食物；但水发后，黑木耳重量会增加 10 ～ 12 倍，其含量就会下降为 16.6 毫克 /100 克，属于中低嘌呤食物。考虑到菌类并不是大量食用的食材，只是作为食物中的配菜，只需限制总量即可。烹调时放几朵水发黑木耳或几片香菇不用恐惧，但浓菌汤之类还是慎重选用。

吃肉认准白瘦

按照合理的饮食标准，每人每天最好吃一次肉菜，而且最好在午餐时吃。痛风患者控制血脂和控制血糖一样重要，而肉类是饮食中脂肪的重要来源，在选择时应格外注意。

颜色白一点儿，少许鱼虾肉

通常，我们把猪肉、牛肉、羊肉和兔肉叫做红肉，而把禽肉、鱼虾肉叫做白肉。红肉的特点是肌肉纤维粗硬、脂肪含量较高，而白肉肌肉纤维细腻、脂肪含量较低、脂肪中不饱和脂肪酸含量较高。红肉摄入过多，心脑血管疾病发生率明显增加，尤其是冠心病。建议痛风患者尽量选禽肉，次选红肉，有利于控制体重和血脂。午餐吃的肉，可选择鸡腿等精瘦肉，总量不超过一个鸡蛋大小。鱼虾含优质蛋白，但是嘌呤含量高，少许食用即可。

脂肪少一点儿

肉类中虽然含有人体必需氨基酸、维生素和微量元素，但其热量较高，含脂肪较多，过量食用对控制血糖和血脂不利。因此，建议痛风患者食用瘦肉，炒菜时可以荤素搭配，把瘦肉做成肉丁、肉丝等。

细嚼慢咽，减少能量摄入

食物放进口中以后，放下筷子以及其他餐具，然后将食物在口内咀嚼 30 次。

这样做能够刺激大脑中的饱腹中枢，人容易产生饱足感，进而减少进食量，也能更充分地吸收利用食物中的营养。不过需要注意的是，通常中枢神经在进食后 20 分钟才会接收饱足信号，因此，多花点时间咀嚼，能用较少的食材满足食欲，间接减少了过多能量的摄入。

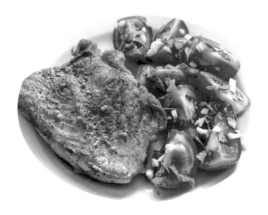

红肉脂肪含量高，痛风患者应少吃，并控制好每次吃的量。也可以搭配其他低嘌呤的蔬菜，如番茄、土豆、山药等，降低整体的嘌呤水平。

白领痛风午餐的营养建议

自带午餐

优点：内容自己挑选，食材质量高，油脂质量好，油盐用量自己掌握。可以纳入薯类等外餐很难吃到的健康食材。

缺点：很多办公室没有冰箱，储藏中可能存在微生物繁殖的风险。此外，前一天晚上必须做好，早上带到单位，吃完再带回家，还要洗饭盒，比较麻烦。

更营养的建议：

① 带 3 个盒子：一个装主食，最好粗细搭配，如 2/3 份米饭加一小块蒸红薯；一个装需要加热的菜肴，荤素比例 1 ：2，蔬菜尽量多装；一个装水果或凉菜。

② 蔬菜前天晚上做好之后立刻分装，冷却后直接放入冰箱保存，不要装吃过的剩菜。宜选择适合再次加热的蔬菜，如番茄、茄子、豆角、冬瓜、南瓜、菜花、洋葱、胡萝卜等。如果嫌绿叶菜加热后变色，口感不理想，可以在晚餐中摄入。

③ 荤食宜选择少油的。如果菜里有油，宜先控油再装盒。

外卖盒饭

优点：方便、快捷。

缺点：菜肴较油腻，搭配不合理，食物品种单调，荤素失调，纤维素严重不足。味道不理想，食材质量也难掌握。

更营养的建议：

① 不要贪便宜，发现食材不新鲜、太油腻或太咸就换一家。

② 为了补充蔬菜不足的问题，可以选小份盒饭，或与别人拼一套质量好点的盒饭，只吃其中一半米饭，一半肉。留点肚子自己买点水果吃，餐后再泡茶喝，以补充钾和维生素 C。

各种快餐

优点：就餐迅速，无需刷洗，甚至无需预订。

缺点：选择少，口味单一。洋快餐油炸食品多，中式快餐脂肪比例偏高。某些拉面式的快餐油略少一点，但食材单调，汤里咸味重。咖啡店套餐式快餐通常肉过多，分量偏大，吃不到足够的蔬菜水果，膳食纤维严重不足。

更营养的建议：

① 注意尽量少选煎炸食品，要分量较小的套餐，饮料选择豆浆、牛奶和红茶，不要甜饮料和甜点。

② 选中式快餐时，要配一些凉拌蔬菜和杂粮粥。比如菜肉包子＋玉米糊＋花生拌菠菜的组合就比较合理。

餐厅拼餐

优点：选择多，几个人一起吃饭可以要几个菜，食材丰富，符合多样化的要求。如果菜谱合理，可以拼出相对合理的菜肴搭配。

缺点：菜肴可能偏咸、偏油腻；众口难调。

更营养的建议：

① 多点凉菜和蒸煮炖菜，少点炒菜，不点油炸菜。因为中餐厅的凉菜有很多少油品种，如大拌菜、大丰收、老醋菠菜之类能提供多种蔬菜，豆制品、酱牛肉等也很少放油。清蒸类、白灼类等也比较清淡。

② 如果四个人点四个菜，以冷热两个蔬菜、一个冷荤、一个炖煮荤素搭配菜为好。

减少油脂的烹调法

学会科学的烹调方法，能够帮你减少嘌呤的摄入。

食物宜切成大块

将所要烹饪的食物切成大块能减少食材的总面积，烹饪时吸油少，不易耗油，减少了油的摄入量。

选用蒸、煮、卤、凉拌等烹饪方式

这些烹饪方式能减少用油量。在熬蔬菜汤时，可选胡萝卜等熬汤，再少放一点儿油，不但味道鲜美，用油量减少，也可以减少食盐的用量。

在食材外加一层薄的面衣

用油时，面衣会吸收一些油，食用时，可以不食面衣，这样能减少油脂的摄入。

使用烤箱或不粘锅

减少煎炸，少用油，多使用烤箱烤，也能做出美味的食物；不粘锅能够防止油烧焦对身体的危害，还能减少用油量。

肉类烹调实践

① 去掉油脂多的部位，如鸡肉的鸡皮；

② 用热水烫洗一下，减少多余的油脂；

③ 切薄片，烹调时促进油脂脱落；

④ 选择烤网或蒸笼、电锅等烹调工具，用烤网比平底锅等能减少约1/5的脂质，蒸笼或电锅能够使细微的脂质流失；

⑤ 烹调过程中，不时地撇掉表面的浮沫和油脂。

 大医生悄悄告诉你

一些常见的烹饪方式的吸油率（以虾为例）

清炸3%～5%：将虾加调味料后直接炸。　　干炸7%～10%：虾加调味料入味后，挂糊油炸。　　带馅炸15%～20%：虾挂糊后，加点儿面包糠，油炸。

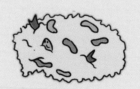

炸什锦20%～25%：撒完面包糠，加点切得细碎的菜，如胡萝卜等，油炸。　　粉丝炸20%～25%：加点儿切碎的粉丝，油炸。

晚餐要清淡，吃八分饱

蔬菜和荤菜的比例为 7 ∶ 3

晚餐荤多素少会使痛风患者体内的胆固醇含量增高，过多的胆固醇会堆积在血管壁上，时间长了就会诱发动脉粥样硬化和冠心病。所以，晚餐应适当多吃蔬菜。

因为接近睡眠，晚餐吃得太饱太油会增加肠胃的负担，易导致肥胖、高血压等症。而且晚餐的食材也要选择嘌呤含量低的——晚上饮水量下降，血液循环变慢，尿酸比白天更易沉积。

低热量、低脂肪，多碳水化合物

因为晚餐后人的活动量较小，饭后 3 ～ 5 小时会进入睡眠状态，如果晚餐热量高，这些热量消耗不掉就会储存在体内，时间长了易造成肥胖、高血压、高脂血症、冠心病、糖尿病等慢性疾病，危害身体健康。

另外，晚餐的热量应主要由碳水化合物供给，而且碳水化合物可在人体内生成更多的血清素，发挥镇静安神的作用，提高痛风患者的睡眠质量。

八分饱为宜

吃得过饱，鼓胀的胃肠对周围器官造成压迫，胃、肠、肝、胆、胰等的负担增大会产生信息传给大脑，使大脑相应部位的细胞活跃起来，导致睡觉时多梦，第二天易感到疲劳，时间长了会引起神经衰弱等。此外，血尿酸高的患者晚餐吃得太多，尤其是肉类，体内的尿酸就会越积越多，夜间易诱发痛风的急性发作。

避开嘌呤含量高的汤类

餐桌上备受人喜爱的汤，如鱼汤、肉汤、海鲜汤等，都含有相当高的嘌呤类物质。有研究显示，每 100 毫升肉汤内含嘌呤 160 ～ 400 毫克，比正常饮食要高出 30 倍，所以痛风患者应少喝浓肉汤。

同时，各种甜味饮料和甜汤也不适合饮用，因为糖会促进内源性尿酸的生成。所以，痛风患者最好直接喝淡茶、稀粥汤和白水，各种咸味鲜汤和甜汤甜饮料都应当远离。

怎样吃火锅

　　实际上，对痛风患者来说，火锅是不利于健康的。但火锅美味，让人"垂涎"，偶尔吃一次也无妨，享受美味的同时又能增进朋友之间的感情。下面介绍进食火锅时要注意的一些小细节。

荤素搭配

　　动物肝、海鲜、肉类嘌呤含量较高，为了防止摄入过多的嘌呤，最好搭配蔬菜、豆腐等食物，不仅能够消油化腻，还能清凉去火、解毒排酸。

不喝汤，多喝水

　　很多嘌呤会溶解在汤里，而且熬汤的时间越长，溶解的嘌呤越多，因此，最好不要喝汤，实在想喝要早点喝。同时要多喝水，以利于尿酸的排出。

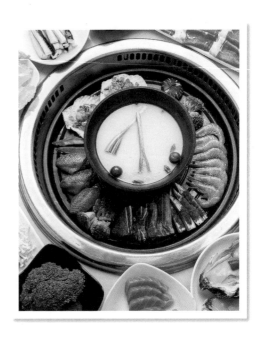

不要吃得太烫

　　很多人觉得火锅就要趁热吃，其实，火锅的温度可达 120℃，很容易烫伤口腔、舌头、食管等，而且经常吃烫食的人，食管癌的发病率会高出一般人数倍。

不喝啤酒

　　火锅中的嘌呤在体内容易转化为尿酸，如果再喝啤酒的话，酒精会抑制尿酸排泄，使其更容易沉积在人体的关节和软组织，更增加了患痛风的风险。如果长期频繁地这样进食，还会引起肾结石和尿毒症。

吃的时间不要长

　　吃火锅除了不要过于频繁外，而且吃的时间不宜长，最好控制在 2 小时以内。管好嘴，才能健康。

加餐的学问

在每日摄入总热量不变的情况下，加餐后，一日三正餐的主食量应相应减少，以免全天总热量超标。

痛风患者在三餐之外如何加餐

控制好全天总热量的摄入是痛风患者饮食的首要原则。所以，在加餐时一定不能"坐地起价"，使有加餐的饮食比三餐饮食凭空多摄入热量。加餐一定要在"全天总量不变"的情况下来设计。

一般是从正餐中减少主食，匀出25~30克放到加餐上，也可以把这些"省下来的主食"以副食来替代。如用鸡蛋、牛奶或蔬菜来替代这部分主食，可以有助于控制体重的增加。也就是说，如果早餐和午餐之间吃了加餐，则午餐就应该减少部分主食或肉类的摄入；如果下午吃了加餐，则应在晚餐时少摄入一些。

至于在正餐时减少了25克主食，应该在加餐时吃多少鸡蛋？多少牛奶？多少蔬菜或水果？可以参照前面的食物交换份，按照"半份换半份、一份换一份"的原则来安排就可以了。

吃哪些副食时尤其需要减少主食

痛风患者在吃以下两种副食时，尤其需要减少主食的量。

一种是含糖量过高的副食，如绿豆、红小豆、薏米、红薯等含糖量均在20%以上，土豆、山药、芋头、蚕豆、豌豆、慈姑、菱角等含糖量也在15%以上，这些食品不宜吃得太多。

另一种是脂肪含量过高的副食，如芝麻酱、蛋黄以及花生、瓜子、榛子、松仁等。

所以，痛风患者特别是超重或肥胖的痛风患者，在大量进食以上两类副食时应将热量计入全天热量摄入之中，并减少主食的量。

 大医生悄悄告诉你

加餐时，少吃各种含油主食

除了馒头和面条，几乎各种面食的制作中都需要加入油脂，如花卷、煎饼、千层饼、烧饼、曲奇、软面包、小蛋糕等。一般来说，放油越多的面点，口感越是酥香爽脆。米食中的炒饭、炒米粉、炸糕、麻团等也是含有油脂的。痛风患者要尽量少用它们做主食，而换成杂粮粥、白饭、馒头、杂粮窝头等不含油脂的主食，膳食中的脂肪摄入量自然会下降，而且各种烹调油的用量也能降低不少。

选好调料，预防痛风少烦恼

对于有痛风并发症的患者，调味品的添加需要注意。如痛风合并高血压的患者要限制盐的摄入，烹调时可通过加葱、姜、香油等调料，少放盐，来增加食物的风味。

盐

盐既不含嘌呤，也不含热量，从这两方面来说，高尿酸血症或痛风患者是可以同正常人一样使用的。但很多患者都伴随着肥胖和高血压，这种情况下应限制盐的用量，一般可参照高血压的用盐量，每天不超过 5 克即可。

酱油

大部分酱油是用黄豆酿制的，但经过制备过程，酱油中所含的嘌呤并不高，而且是植物性来源的，因此高尿酸血症或痛风患者可参照食用盐的方式食用酱油。

醋

目前醋的功能被夸大了。很多说法认为醋有降血脂、降胆固醇、降血压、软化血管、预防冠心病的功能，并且可以维持体内的酸碱平衡。其实醋中绝大部分是水，除水以外的主要成分是醋酸，醋酸是一种常见的有机酸，在体内代谢后转变为二氧化碳和水排出体外，所以，并无上述功能。至于醋中所含的其他物质，大部分都可以从普通食物中找到，而醋中则含量甚微，再加上食用量很少，所以谈不上作用。但从另一个角度来说，醋所含能量极低，正常情况下也不含有对健康不利的食物成分。所以，高尿酸血症或痛风患者是可以同正常人一样食用醋的。醋虽然好，但是也不可过量食用，以每天 5 ~ 20 毫升为宜。吃醋过多容易导致体内钙的流失，引起骨质疏松症等。

 大医生悄悄告诉你

痛风患者每天宜吃多少克油？

痛风患者要科学合理地摄入食用油，每天的食用油量应在 25 ~ 30 克。怎样控制好用油量呢？如果把 25 克油放到喝汤用的白瓷勺里，刚好是两勺半，也可以用限油匙来掌握用油量，常见限油匙有 5 毫升的、15 毫升的等。

鸡精的嘌呤含量较高，痛风患者尽量不吃

根据《鸡精调味料行业标准》可知，鸡精调味料通常是由味精、增味核苷酸、有机酸盐、糖以及香辛料等制成，有些还含有鸡味香精、酵母提取成分。痛风患者之所以不能吃鸡精，原因有二：一是因为鸡精中核苷酸的最终代谢物就是尿酸，食用鸡精会加重痛风患者病情；二是鸡精本身所含的盐分较高，对痛风患者，尤其是合并高血压、肾功能不全的痛风患者尤其不利。

发酵豆制品调料

豆豉、腐乳、豆酱等都是发酵的豆制品，通常是用黄豆或黄豆制品经发酵而成。研究发现，发酵的黄豆汁中主要含有曲霉酸，对酪氨酸酶有抑制作用；而豆豉具有发汗解表、和胃消食、消除疲劳等功效。

不过这些调味料都是由黄豆发酵而来，黄豆中嘌呤含量较高，而且豆豉中盐分很高。食用时应注意把握好量。

常见的调味料含盐量如下表，在添加时宜"手下留情"。

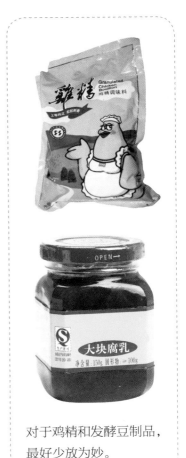

对于鸡精和发酵豆制品，最好少放为妙。

调味料含盐量

调味料	含盐量/（克／100克）	调味料	含盐量/（克／100克）
味精	20.7	豆瓣酱	15.3
酱油	14.6	甜面酱	5.3
陈醋	2.0	豆豉	4.1

全天不同热量
带量食谱推荐

早餐
共 391 千卡

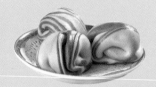 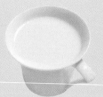 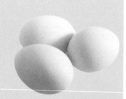

花卷 100 克
211 千卡

豆浆 250 克
35 千卡

鸭蛋 1 个（约 80 克）
126 千卡

凉拌魔芋丝（魔芋 100 克，黄瓜、
金针菇各 50 克，香油 3 克）
19 千卡

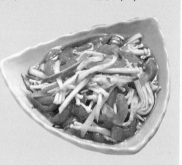

午餐
共 620 千卡

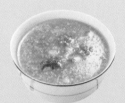 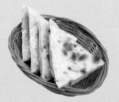 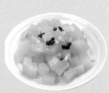

二米粥（大米
30 克、玉米 35
克）226 千卡

烙饼 50 克
128 千卡

凉拌笋丁（莴笋 194
克、植物油 4 克）
53 千卡

肉丝炒黄瓜
（猪瘦肉 100 克，黄瓜、胡
萝卜各 50 克，植物油 4 克）
213 千卡

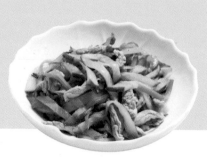

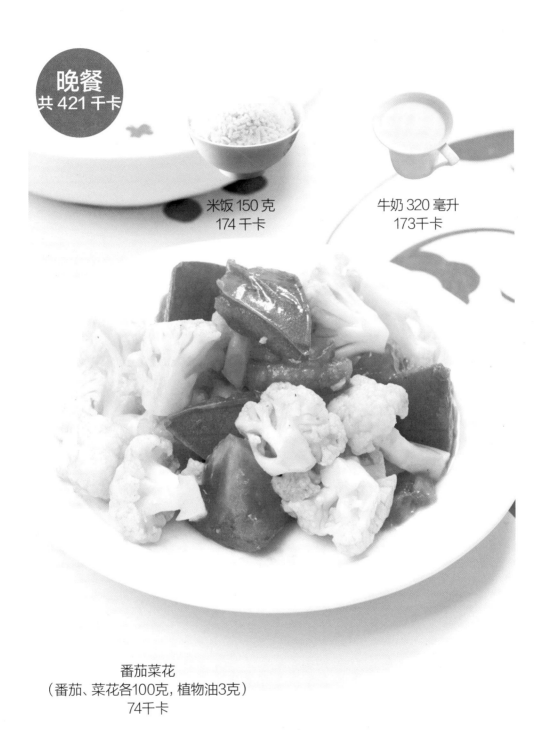

晚餐
共 421 千卡

米饭 150 克
174 千卡

牛奶 320 毫升
173 千卡

番茄菜花
（番茄、菜花各100克，植物油3克）
74千卡

合计：早、中、晚餐的热量相加，即为一天的热量，为 1432 千卡。

1500~1600千卡
全天带量食谱

早餐
共 453 千卡

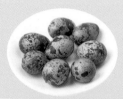
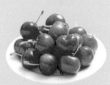

牛奶 250 毫升　鹌鹑蛋 3 个（30 克）　樱桃 50 克
135 千卡　　　　42 千卡　　　　　　20 千卡

玉米面发糕
（玉米面 25 克、面粉 50 克）
257 千卡

上午加餐：1 个番茄，约 110 克（21 千卡）。

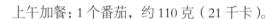

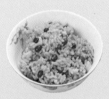
午餐
共 648 千卡

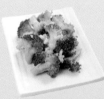

红豆饭　　　　　　　　炝西蓝花
（红小豆 25 克、大米 75 克）（西蓝花 250 克、植物油 4 克）
332 千卡　　　　　　　　119 千卡

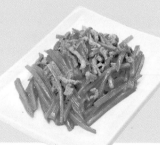

肉炒胡萝卜丝（猪瘦肉 100 克、
胡萝卜 50 克、植物油 4 克）
197 千卡

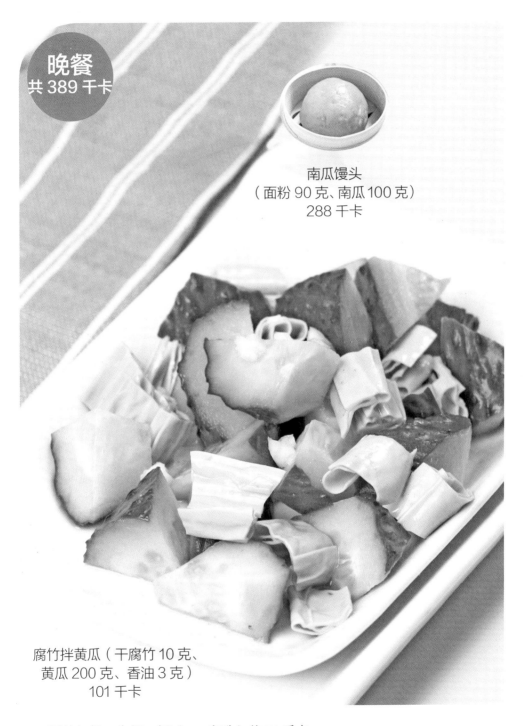

晚餐
共 389 千卡

南瓜馒头
（面粉 90 克、南瓜 100 克）
288 千卡

腐竹拌黄瓜（干腐竹 10 克、
黄瓜 200 克、香油 3 克）
101 千卡

睡前加餐：牛奶 1 杯（100 毫升）约 54 千卡。

合计：一日三餐与 2 次加餐的热量相加，即一天的热量为 1565 千卡。

1600~1700千卡
全天带量食谱

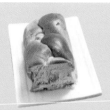

早餐
共 417 千卡

全麦面包 70 克（熟重）　鸡蛋 1 个（约 60 克）
172 千卡　　　　　　　　　80 千卡

生菜沙拉（生菜 100 克，番茄块、黄瓜
片各 50 克，青椒丝、红椒丝各 30 克）
165 千卡

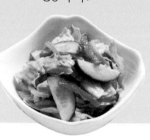

上午加餐：1 根黄瓜，约 200 克（15 千卡）。

午餐
共 629 千卡

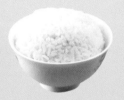

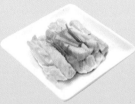

米饭（粳米 100 克）　　　　　蒸三文鱼
343 千卡　　　　（三文鱼 120 克，植物油 4 克）
　　　　　　　　　　　　　　203 千卡

豆芽拌豆腐丝（绿豆芽 100 克、豆腐
丝 10 克、红椒丝 4 克、香油 5 克）
83 千卡

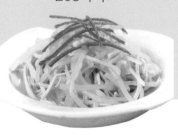

下午加餐：苏打饼干 20 克（80 千卡）。

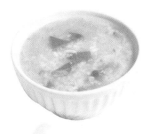

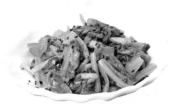

晚餐
共 328 千卡

南瓜粥
（大米 30 克、南瓜 100 克）
126 千卡

黑芝麻拌菠菜（菠菜 200 克、
熟黑芝麻 10 克、香油 2 克）
119 千卡

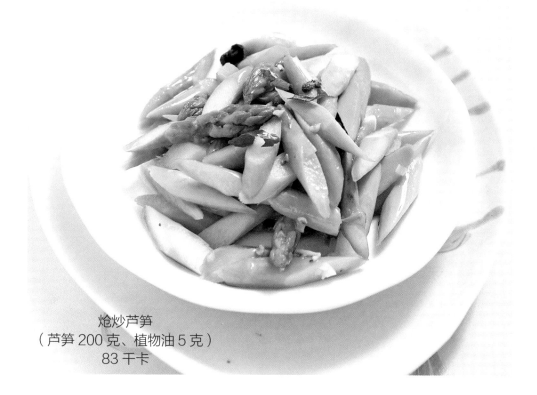

炝炒芦笋
（芦笋 200 克、植物油 5 克）
83 千卡

睡前加餐：牛奶 1 杯（100 毫升，约 54 千卡），1 根香蕉，约 150 克（137 千卡）。

合计：全天热量相加约为 1660 千卡。

每个人需要摄入的热量不同，食盐摄入量也相应有所区别。痛风患者根据病情需要调整盐量，一般每人 3 ~ 6 克 / 天。

1700~1800千卡
全天带量食谱

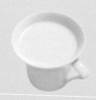
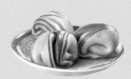

早餐
共 485 千卡

牛奶 320 毫升
173 千卡

花卷 50 克
211 千卡

凉拌苦瓜
（苦瓜 150 克、植物油 5 克）
101 千卡

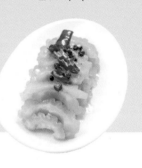

上午加餐：20 克五香牛肉（46 千卡）。

午餐
共 717 千卡

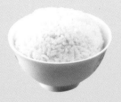
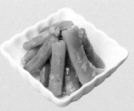

米饭（粳米 100 克）
343 千卡

蒸豆角（豆角 150 克、植物
油 3 克、蒜末 5 克）
89 千卡

莲藕炖排骨（排骨 80 克、
藕 50 克、植物油 3 克）
285 千卡

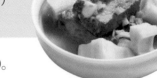

下午加餐：煮鸡蛋 1 个（72 千卡）。

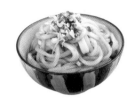

凉拌面
（挂面 90 克、香油 2 克）
311 千卡

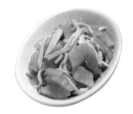

豆腐干炒莴笋
（莴笋 100 克、豆腐干 50
克、植物油 3 克）
47 千卡

晚餐
共 417 千卡

家常茄子
（韭菜 50 克、紫色长茄子
100 克、植物油 3 克）
59 千卡

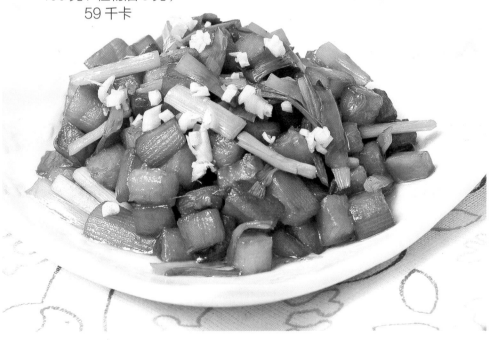

睡前加餐：草莓 5 个，约 70 克（21 千卡）

合计：全天热量为 1758 千卡。

可以根据《中国居民膳食指南》中推荐的摄入量，尽量丰富自己的饮食结构，掌握哪些可以多食用一些，哪些最好少吃或用其他食材代替。既做到合理饮食，又不会导致尿酸升高。

专题 # 迈开腿，动起来，关闭"痛风之门"

痛风发作时别运动

运动的前提是一定要在痛风缓解期进行，在急性发作期是不适宜进行运动的。此时运动不仅会使疼痛加剧，还可能加重病情。

有痛风石也可以运动

对于关节周围有痛风石的患者，只要皮肤表面没有破溃，没有合并心脑肾等器官的病变，关节活动正常，仍然可以适度进行运动。

同时，已经有尿酸结晶形成的患者，最好不要进行下肢关节和足部负荷较大的运动项目，如爬山、长跑、足球、跳跃等，以免引起痛风发作。

有氧运动是首选

运动分为有氧运动和无氧运动，其中有氧运动是控制尿酸的首选运动。有氧运动具有强度低、有节奏、持续时间长的特点，非常适合大多数人，包括痛风患者，而它包含的项目也是多种多样的。快走、慢跑、登山、骑自行车、游泳、跳舞、跳健美操、打太极拳、扭秧歌、打门球、打网球等，都属于有氧运动。

运动要安全合理

运动强度 有氧运动的安全心率一般是最高心率（为1分钟内心率的最高值，用220减去年龄估算）的60%～70%，这个心率范围也适宜于健身与减肥。一般在运动停止后，即刻测脉率、心率或颈动脉搏动，数数运动后最初10秒钟内的脉搏数，再将之乘以6，就计算出1分钟的心率。注意一般锻炼后心率的测量要争取在运动后10秒钟内测定。如果是60岁以上或体质较差的中老年人，可按这个公式简单计算运动后最高心率：170-年龄。

运动时间 每次30～40分钟，包括准备运动5～10分钟；正式运动15～20分钟，此期间可达到预计的心率；整理运动5～10分钟。

运动频率 对于一般人来说，每周进行3～5次较合适，基本上以隔日运动为宜，但是间隔天数不宜超过3天。

Part
4

不同分期
三餐安排大不同

急性发作期

 医生手记

　　有天上午，我在诊室里，一个年轻的儿子背着父亲进来了。刚见到我，还没等我说请坐，这位中年汉子马上就说："大夫，疼死我啦！快救救我！"那声音带了哭腔。我问从什么时候开始疼，哪里疼，他就说："昨晚上，半夜三更的，脚趾头就跟针扎一样疼啊！我一下子就给疼醒了。醒了之后，脚越来越疼，不光是脚趾头，牵连着整个脚都疼。我把袜子脱了，发现脚趾头肿那么老大，红红的肉皮绷得发亮。早上，还疼着呢，鞋都没法穿，还是我儿子背着我来医院的。"

　　我一检查，发现患者的左脚拇指肿得发亮，轻轻碰一下，他就疼得大喊大叫。化验结果显示，这位患者血中尿酸升高；而X光片显示，拇指趾骨边缘有一块圆形的结石。很明显，这位患者是痛风性关节炎急性发作。后来，这位患者经过紧急的抗炎镇痛，疼痛控制住了，尿酸值也慢慢降下来了。

　　翻了下患者的病历，49岁，文职工作，身高170厘米，体重75公斤，有点胖，平时喜欢喝酒、吸烟、吃肉。我就嘱咐他：发作期吃安康信、小苏打片；不痛的时候吃立加利仙、小苏打片；每天喝水不少于2000毫升。饮食上，建议他选择低嘌呤饮食，偶尔可以吃点中嘌呤的食物，在急性发作期戒烟、戒酒、戒肥肉；适度运动，将体重减轻到正常范围内。

　　这位患者依从性较好，坚持服药，饮食上也注意多选择嘌呤含量低的食物，痛风发作的频率较低，控制得较好。

三餐饮食原则

1 要选用嘌呤含量很低的食物，肉类和鱼类都不能摄入，以牛奶和鸡蛋为蛋白质的主要来源。

2 以碳水化合物补足热量的需要，主食以精米面为主。

3 限制脂肪的摄入量，烹调要用植物油。

4 摄取水果和蔬菜等碱性食物，促进尿酸的排泄。

5 早餐最好选择牛奶＋面包＋素菜；午餐和晚餐可选择以白米饭、素面条、素饺子为主食，鸡蛋为主菜。合并高胆固醇血症的痛风患者应只吃蛋白不吃蛋黄，每餐吃八分饱，可适当添加水果和蔬菜来增加饱腹感。

三餐饮食处方

1 每天嘌呤的摄入量要严格限制在 150 毫克以下。

2 每天蛋白质的摄入量为 50 ~ 70 克。

3 脂肪的摄入量每天不超过 50 克。

4 液体的摄入量每天不少于 3000 毫升。

5 每天可以吃 2 个鸡蛋（伴有高胆固醇血症者不要吃蛋黄）、250 毫升牛奶、2 个水果（如梨、桃等）、300 克主食，蔬菜不超过 500 克。

低嘌呤食物搭配

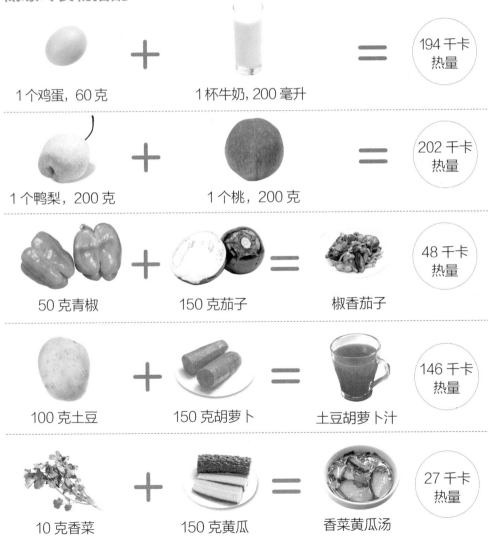

1 个鸡蛋, 60 克 + 1 杯牛奶, 200 毫升 = 194 千卡热量

1 个鸭梨，200 克 + 1 个桃，200 克 = 202 千卡热量

50 克青椒 + 150 克茄子 = 椒香茄子 48 千卡热量

100 克土豆 + 150 克胡萝卜 = 土豆胡萝卜汁 146 千卡热量

10 克香菜 + 150 克黄瓜 = 香菜黄瓜汤 27 千卡热量

痛风急性发作期的食物选择

	宜食食物	忌用食物
蔬菜类	白萝卜、胡萝卜、黄瓜、番茄、大白菜、芹菜等	韭菜、菜花、油菜
水果类	香蕉、苹果、梨、西瓜、草莓、柿子、杏等	—
谷薯豆类	精白米、精面粉、山药、苏打饼干等	糙米、荞麦、黑豆、黄豆等
蛋奶类	鸡蛋、牛奶	—
菌藻类	水发黑木耳	香菇、金针菇
肉类	—	动物内脏、肉汁、肉汤等
水产类	—	青鱼、鲅鱼、小虾等

痛风急性发作期一日三餐搭配

	早餐	午餐	晚餐
周一	馒头、凉拌黄瓜、牛奶	米饭、番茄炒鸡蛋、洋葱汤	清汤面条、清炒西蓝花
周二	牛奶、苏打饼干、凉拌萝卜丝	馒头、黄瓜木耳汤、清炒芹菜	白米饭、蒜苗炒鸡蛋、清炒芹菜
周三	牛奶、花卷、凉拌黄瓜	米饭、清炒山药、紫菜汤	馒头、白米粥、青椒炒鸡蛋
周四	白米粥、煮鸡蛋、凉拌木耳	黄瓜清汤面、清炒胡萝卜丝	米饭、凉拌海带丝、素炒胡萝卜
周五	苏打饼干、清炒胡萝卜丝、牛奶	馒头、醋熘土豆丝、葱花蛋花汤	米饭、醋熘白菜、紫菜鸡蛋汤
周六	馒头、凉拌黄瓜、牛奶	米饭、洋葱炒鸡蛋、凉拌苦瓜	青菜面、清炒茄子
周日	牛奶、花卷、炝拌土豆丝	素菜包、黄瓜木耳蛋汤	米饭、蒜蓉空心菜、番茄鸡蛋汤

注：肉、鱼、鸡用量一律控制在50克。

痛风急性发作期推荐菜谱

葱油萝卜丝

利尿消肿

材料 白萝卜 300 克，大葱 20 克。

调料 盐 3 克，植物油少许。

做法

1 白萝卜洗净，去皮，切丝，用盐腌渍，沥水，挤干；大葱切丝。

2 锅置火上，倒油烧至六成热，下葱丝炸出香味，浇在萝卜丝上拌匀即可。

防治痛风功效

萝卜味甘、辛，性凉，含有能有效促进尿酸排泄的营养物质，而且白萝卜属于碱性食物，嘌呤含量很低，凉拌能够利尿消肿，也不用担心引起尿酸升高。

2~3 人份

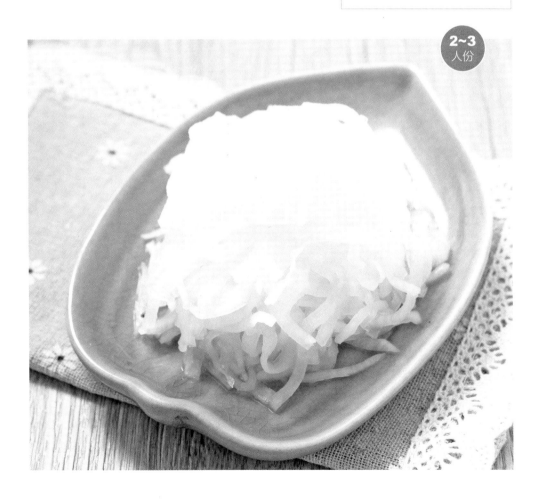

缓解期

三餐饮食原则

1 在痛风缓解期，可以恢复正常的平衡膳食。蛋奶类、水果蔬菜类和主食类都基本与正常人饮食相同。

2 肉类和海鲜不但要限制摄入量，而且要在种类上精挑细选，要选择嘌呤含量相对低的肉类和海鲜食物。

3 养成多喝水的习惯，尽可能戒酒。

4 饮食的目标是将血尿酸值长期控制在正常范围内，控制热量的摄入，保持正常体重。

5 慎食嘌呤含量高的食物，合理选用嘌呤含量中等或少量的食物。

6 可通过一些烹调技巧来减少鱼和肉中的嘌呤含量，比如用蒸、烤、焯的烹调方法，少用油炸，少喝鱼汤、肉汤。

7 烹调以植物油为主，少用动物油。

三餐饮食处方

1 每天肉类和海鲜的摄入量要控制在 100 克之内。

2 每天蛋白质的摄入量不超过 80 克。血尿酸浓度高时，最好仍选择嘌呤含量低的牛奶、鸡蛋作为蛋白质来源。

3 每天水果的摄入量应保证热量不高于 90 千卡。90 千卡可以是 150 克香蕉、200 克苹果、200 克梨、500 克西瓜、300 克草莓、150 克柿子、200 克杏等。

 大医生悄悄告诉你

痛风患者宜食用橄榄油

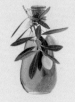

橄榄油在西方被誉为"液体黄金"，与其他植物油相比，其含有较高的单不饱和脂肪酸，可促进血液循环，减少血液中的一些物质如尿酸等在体内的存留和堆积，预防痛风。在烹饪方面，它不会破坏蔬菜的颜色，也不像其他食用油那么油腻。

中、低嘌呤食物搭配

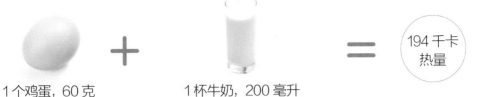

1 个鸡蛋, 60 克 　　+　　 1 杯牛奶, 200 毫升 　　=　　 194 千卡热量

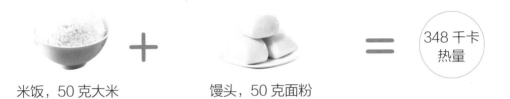

米饭, 50 克大米 　　+　　 馒头, 50 克面粉 　　=　　 348 千卡热量

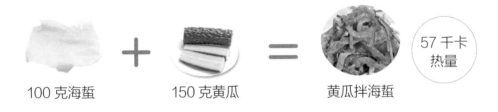

100 克海蜇 　　+　　 150 克黄瓜 　　=　　 黄瓜拌海蜇 　　57 千卡热量

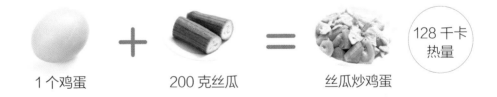

1 个鸡蛋 　　+　　 200 克丝瓜 　　=　　 丝瓜炒鸡蛋 　　128 千卡热量

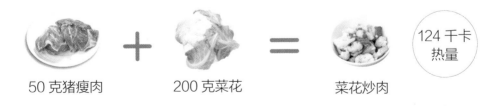

50 克猪瘦肉 　　+　　 200 克菜花 　　=　　 菜花炒肉 　　124 千卡热量

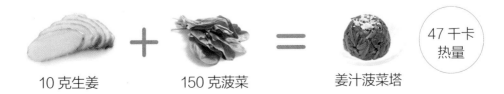

10 克生姜 　　+　　 150 克菠菜 　　=　　 姜汁菠菜塔 　　47 千卡热量

痛风缓解期的食物选择

	宜食食物	忌用食物
蔬菜类	白萝卜、胡萝卜、黄瓜、番茄、大白菜、芹菜、土豆、莴笋、莲藕、菜花、豆角、大蒜等	—
水果类	香蕉、苹果、梨、西瓜、草莓、柿子、杏等	—
谷薯豆类	精白米、精面粉、苏打饼干、麦片、精粉面包、馒头、面条、通心粉、山药、芋头等	糙米等
蛋奶类	鸡蛋、牛奶、酸奶、炼乳、麦乳精、豆奶	—
菌藻类	蘑菇、水发黑木耳	—
肉类	鸡肉、羊肉、牛肉	动物内脏等
水产类	海蜇、青鱼、金枪鱼、鲑鱼、螃蟹	鲅鱼、小虾等

痛风缓解期一周食谱举例

	早餐	午餐	晚餐
周一	馒头、凉拌白菜心、牛奶	米饭、丝瓜炒鸡蛋、白菜粉丝汤	清汤面条、清炒菜花
周二	牛奶、苏打饼干、凉拌土豆丝	馒头、香菜木耳汤、肉片小油菜	米饭、韭菜炒鸡蛋、清炒胡萝卜丝
周三	牛奶、花卷、凉拌芹菜	米饭、肉末烧南瓜丝、紫菜汤	馒头、白米粥、洋葱炒鸡蛋
周四	白米粥、茶叶蛋、凉拌木耳	小白菜清汤面、清炒黄瓜片、清蒸草鱼	米饭、蒜泥海带丝、素炒土豆丝
周五	苏打饼干、清炒萝卜丝、牛奶	馒头、醋熘白菜片、葱花蛋花汤、酱牛肉	米饭、虾皮西葫芦、鸡蛋汤
周六	馒头、凉拌菠菜、牛奶	米饭、番茄炒鸡蛋、凉拌苦瓜	肉末青菜面、凉拌茄子
周日	牛奶、花卷、炝拌海带丝	素菜包、黄瓜木耳汤、白切鸡丝	米饭、蒜蓉茼蒿、冬瓜鸡蛋汤

注：肉、鱼、鸡用量一律控制在50克。

◉ 痛风缓解期推荐菜谱

尖椒炒牛肉片

2人份

痛风缓解期的营养补给

材料 牛瘦肉 100 克, 尖椒 150 克,
　　　胡萝卜 50 克。

调料 葱花、花椒粉、淀粉、香油、
　　　酱油、盐、植物油各适量。

做法

1 牛肉冲洗一下、切片; 尖椒洗净
　切块; 胡萝卜洗净, 切片。

2 瘦牛肉片加花椒粉、淀粉、香油
　和酱油抓匀, 腌渍 15 分钟。

3 锅置火上, 倒入适量植物油烧热,
　炒香葱花, 下入牛肉片煸熟, 加
　入尖椒块和胡萝卜片炒熟, 加盐
　调味即可。

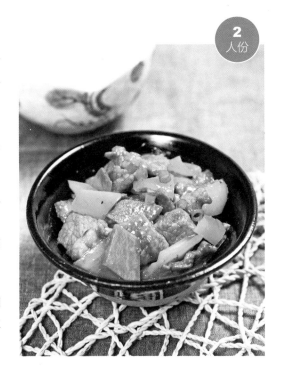

干煎鸡肉

1人份

提高痛风患者抵抗力

材料 鸡腿肉 50 克, 熟芝麻适量。

调料 盐、料酒、葱段、姜片、酱油、
　　　植物油各适量。

做法

1 鸡腿肉洗净, 加盐、料酒、葱段、
　姜片、酱油抓匀, 腌渍 20 ~ 30
　分钟。

2 取平底煎锅置火上, 倒入少量植
　物油烧热, 下入腌渍好的鸡腿肉,
　两面煎熟且色泽金黄时盛出, 装
　盘, 撒上芝麻即可。

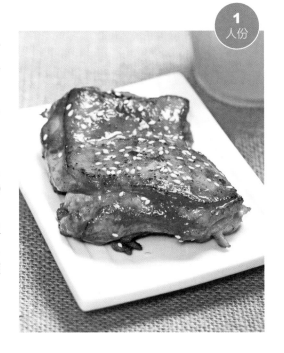

专题　痛风患者用药注意事项

痛风急性期的用药宜忌

药物缓解痛风的作用有哪些？

药物缓解痛风的作用主要包括以下几个方面：① 迅速终止发作，防止复发；② 纠正高尿酸血症，使尿酸保持在正常水平；③ 防止尿酸结石形成与肾功能损害；④ 缓解关节红、肿、热、痛的炎性症状以及功能障碍。

痛风急性发作期治疗药物

痛风急性发作期，患者出现受累关节红、肿、热、痛时，应尽早使用秋水仙碱或非甾体抗炎药，直至炎症消退，防止因过早停药而诱使症状复发。这期间要避免使用丙磺舒、苯溴马隆和别嘌呤醇。

秋水仙碱

功效： 对急性痛风性关节炎有选择性消炎作用，用药后数小时关节红、肿、热、痛症状即可消退。

使用方法： 开始每小时 0.5 毫克或每 2 小时 1 毫克，至症状缓解或出现恶心、呕吐、腹泻等胃肠道反应时停用。一般需 4 ~ 8 毫克，症状可在 6 ~ 12 小时内减轻，24 ~ 48 小时内控制。有肾功能减退者 24 小时内用量不宜超过 3 毫克。

使用须知： 该药并不能降低血尿酸，也不增加尿酸排泄，不良反应多，一定要在医生指导下使用。

保泰松或羟基保泰松

功效： 抗炎作用明显，且能促进尿酸排出，对发病数日者仍有效。

使用方法： 初剂量为每次 0.2 ~ 0.4 克，以后每 4 ~ 6 小时 0.1 克，症状好转后减为 0.1 克，每日 3 次，连续数日停药。

使用须知： 本药可引起胃出血及水钠潴留，有活动性溃疡病患者及心脏功能不全者忌用。白细胞及血小板减少的不良反应偶有发生。

吲哚美辛

功效： 解热、缓解炎性疼痛的作用明显，可用于急慢性风湿性关节炎、痛风性关节炎。

使用方法： 初剂量为每次 25 ～ 30 毫克，每 8 小时 1 次，症状减轻后为每次 25 毫克，每日 2 ～ 3 次，连服 2 ～ 3 日。

使用禁忌： 该药副作用有胃肠道刺激、水钠潴留、头晕、头痛、皮疹等，有活动性消化道溃疡者禁用。

布洛芬

功效： 具有抗炎、镇痛、解热作用。

使用方法： 每次 0.2 ～ 0.4 克，每日 2 ～ 3 次，可使急性症状在 2 ～ 3 日内得到控制。

使用须知： 该药副作用较小，偶有肠胃反应及转氨酶升高。

吡罗昔康（炎痛喜康）

功效： 有明显的镇痛、抗炎及一定的消肿作用。

使用方法： 每日 20 毫克，1 次顿服。

使用禁忌： 用药后偶有胃肠道反应，长期用药应注意检查血象及肝肾功能。

萘普生

功效： 该药有抗炎、解热、镇痛作用，对于类风湿关节炎、骨关节炎、强直性脊柱炎、痛风等，均有一定疗效。

使用方法： 口服，每日 500 ～ 750 毫克，分 2 次服用，副作用小。

 大医生悄悄告诉你

如何预防痛风急性发作

1. 避免引起急性痛风的诱因，包括过度劳累、关节损伤、关节受凉等。
2. 控制尿酸。对于反复发作的痛风，血尿酸的目标值是360微摩/升；有痛风石形成时，血尿酸的目标值是300微摩/升。
3. 改变生活方式。适当锻炼、减轻体重，急性发作时穿宽松的鞋子。

痛风缓解期的用药宜忌

当痛风发作完全停止，进入缓解期后，可根据情况选用排尿酸药和（或）抑制尿酸合成药，使血尿酸维持在正常范围（90～420微摩/升）。

痛风缓解期用药须知

根据患者肾功能及24小时尿酸排出量，每日排出尿酸量低于600毫克及肾功能良好者，用排尿酸药；肾功能减退及每日排出尿酸量高于600毫克者，选用抑制尿酸合成药；血尿酸增高明显及痛风石大量沉积的患者，可两者合用，有使血尿酸下降及痛风石消退加快的作用。因为两组药物都没有消炎止痛的作用，且在使用过程中有动员尿酸进入血液循环导致急性关节炎发作的可能性，所以不适合在急性期应用。

丙磺舒

功效： 排尿酸药。

使用方法： 初用0.25克，每日2次，2周内增至0.5克，每日3次，最大剂量每日不超过2克。

使用须知： 约5%的患者出现皮疹、发热、肠胃刺激、肾绞痛等副作用。

别嘌呤醇

功效： 抑制尿酸合成药。

使用方法： 每次100毫克，每日3次，可增至每次200毫克，每日3次。

使用须知： 个别患者可有发热、过敏性皮疹、腹痛、腹泻、白细胞及血小板减少，甚至肝功能损害等副作用，停药及给予相应调理一般均能恢复。

苯溴马隆

功效： 排尿酸药。

使用方法： 每日1次，每次25～100毫克。

使用须知： 可有胃肠道反应、肾绞痛及激发急性关节炎发作。

磺吡酮（苯磺唑酮）

功效： 排尿酸药。

使用方法： 自小剂量开始，每次50毫克，每日2次，渐增至每次100毫克，每日3次，每日最大剂量为600毫克。

使用禁忌： 此药对胃黏膜有刺激作用，胃及十二指肠溃疡患者慎用。

合并症不同
三餐安排有讲究

合并高血压

三餐饮食原则

盐的摄入别超标

食盐摄入过多，就会增加血容量和血液黏稠度，使血管收缩、血压升高，因此，痛风并发高血压患者每日食盐摄入量应为 2 ~ 5 克。可以使用限盐勺，一天用量可以分次食用，亦可主要用到其中一餐。

限制脂肪及高胆固醇的量

少吃动物内脏（心、肝、肠、肾及脑）、蛋黄、虾子、蟹黄、肥肉、鱿鱼、墨鱼、牛油、奶油等高脂肪、高胆固醇的食物。每天烹调用油不超过 25 克，有条件的可以选用橄榄油、山茶油等油脂，这些油脂含有较多单不饱和脂肪酸，对心脑血管可以起到很好的保护作用。

不能过多摄入蛋白质

过多摄入蛋白质会使嘌呤的合成量增加，并且蛋白质代谢产生含氮物质可引起血压波动。痛风合并高血压患者应按每日每千克标准体重供给 0.8 ~ 1.0 克蛋白质计算蛋白质摄入量。补充蛋白质的首选应为牛奶、鸡蛋，其次为瘦肉，鱼应慎食。

补充含钾丰富的食物

钾可抑制钠从肾小管的吸收，促进钠从尿液中排泄，对痛风并发高血压人群具有明显的降压作用。同时，钾还可以对抗钠升高血压的不利影响，对血管的损伤有防护作用。可以适当多吃香蕉、蒜苗、青椒、西葫芦、冬瓜等食物。

多吃碱性食物，帮助尿酸结石溶解

多吃碱性食物，可以降低血清和尿液的酸度，长期食用甚至可以让尿液保持偏碱性，从而增加尿酸在尿液中的溶解度。一般来说，可以多吃白菜、番茄、黄瓜、胡萝卜、菠菜、卷心菜、生菜等蔬菜。

三餐食物选择

	宜食食物	慎食食物
蔬菜类	土豆、菠菜、茄子、洋葱、番茄、冬瓜等	腌制咸菜
水果类	柑橘、李子、香蕉、橘子、大枣、葡萄等	—
谷薯豆类	糙米、燕麦、山药、玉米、绿豆、红小豆等	—
蛋奶类	鸡蛋、鸭蛋、牛奶、豆浆等	—
菌藻类	水发海带、水发银耳、金针菇	—
肉类	瘦肉	动物内脏、肉汤等
水产类	海参等	沙丁鱼、带鱼、鲱鱼、金枪鱼、牡蛎等

早餐先进食流质食物

痛风并发高血压患者早餐先喝点流质食物对身体很有好处。因为经过一夜的时间，人体消耗不少体液，血容量也相对减少，早晨适当补充一些液体，可稀释血液，增加血容量，改善血液循环，有利于心血管的自稳态调节，减少清晨血压骤然升高的概率。

午餐适当吃点儿想吃的肉类

营养学家的研究成果表明，一日三餐热量的合理分配方案是：早餐占当天总热量的30% ～ 40%；午餐占40% ～ 50%；晚餐占20% ～ 30%。这是符合痛风并发高血压病患者一天生理活动对热量的需求的。所以，痛风并发高血压患者如果有特别想吃的高热量、高胆固醇食物，不妨放在午餐里，适量吃点。

晚餐早点儿吃，八分饱，少荤食

痛风并发高血压患者的晚餐有很多讲究。首先，时间最好安排在晚上6点左右，尽量不要超过晚上8点。一般来讲，8点之后最好不要再吃东西了，可以适量饮水。晚餐吃得太晚，不久就要上床睡觉，无形中增加了患泌尿系统结石的风险。

其次，晚餐不宜过饱，以八分饱为宜，自我感觉不饿即可。晚餐吃得太饱会长胖，还会造成胃肠负担加重，影响睡眠，长期下去容易引起神经衰弱等疾病。

最后，痛风并发高血压患者晚餐宜少吃鸡、鸭、鱼、肉、蛋等荤食，以免增加体内胆固醇含量，诱发动脉粥样硬化和冠心病。

低嘌呤、高钾食物搭配

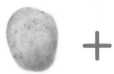 + 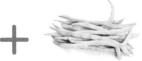 =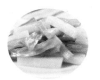

150 克土豆　　　　150 克四季豆　　　　土豆炖四季豆

162 千卡热量
938 毫克钾

 + 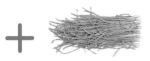 =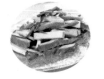

100 克豆腐干　　　100 克韭菜　　　　豆腐干炒韭菜

171 千卡热量
387 毫克钾

 + 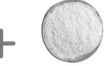 =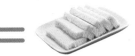

150 克玉米面　　　50 克小米面　　　　玉米面发糕

707 千卡热量
438 毫克钾

 + =

50 克鸡蛋　　　　100 克蘑菇　　　　蘑菇炒蛋

96 千卡热量
389 毫克钾

 + =

100 克橘子　　　　100 克香蕉

144 千卡热量
384 毫克钾

低嘌呤、低钠食谱推荐

红薯玉米粥

降糖降压

材料 红薯 200 克，玉米面 100 克。
做法
1 红薯洗净，去皮，切成丁状；玉米面用水调成稀糊状。
2 将红薯丁倒入煮锅中，加入适量清水，用大火加热煮沸，煮沸后转小火煮 20 分钟，边煮边用勺子轻轻搅动，直至红薯软烂。
3 往红薯粥中加入玉米面糊，边加糊边搅动，继续小火煮 10 分钟左右即可。

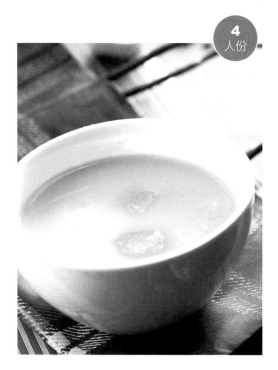

4
人份

洋葱芹菜菠萝汁

稳定血压

材料 芹菜、菠萝各 50 克，洋葱 30 克。
调料 蜂蜜或白糖少许。

做法
1 菠萝、洋葱分别洗净、去皮、切丁；芹菜洗净切段。
2 将备好的材料放入榨汁机中榨汁。
3 加入少量蜂蜜或白糖，搅拌均匀即可。

防治痛风功效
　　这杯蔬果汁适合高血压或高血脂患者，搭配芹菜有助于清热凉血、稳定血压。

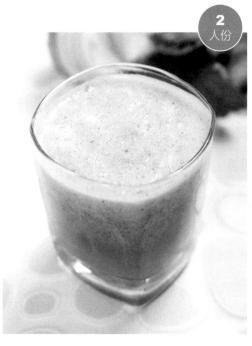

2
人份

合并糖尿病

三餐饮食原则

控制总热量

糖尿病饮食的首要原则是控制总热量的摄入，这与痛风饮食的原则毫不冲突。所以，高尿酸血症或痛风合并糖尿病时，一定要控制每天总热量的摄入，以达到并保持理想的体重。

限制脂肪的摄入

限制脂肪的摄入有两方面的理由：一方面，富含脂肪的食物往往嘌呤含量较高；另一方面，脂肪中富含饱和脂肪酸和胆固醇，摄入过多容易增加心血管负担，引发心脑血管疾病。一般正常成年人每日每千克体重应供给脂肪 0.6 ~ 1 克，同时应少食用动物油，最好选用植物油，以减少嘌呤含量。

保证蛋白质的摄入

糖尿病患者体内代谢紊乱，往往会伴随着蛋白质分解过速、丢失过多，因此宜补充优质蛋白。但是，蛋白质含量丰富的食物大多嘌呤含量高，所以，痛风患者应注意尽量选用优质蛋白而且嘌呤含量低或中等的食物，如牛奶、鸡蛋、鸡肉等。

多吃富含钙、锌、铁的食物

痛风和糖尿病的发生，常与钙、锌、铁等元素缺乏有关，所以患者应长期补充富含这些元素的食品，如牛奶、芹菜、苋菜、荠菜、番茄、猪血等。

戒烟酒

吸烟可以造成组织缺血、缺氧，诱发糖尿病及痛风的发作，或加重其病情及并发症的发生、发展。大量喝酒者血液中会产生有机酸，有机酸会阻碍尿酸排泄，使血尿酸迅速升高。因此，痛风并发糖尿病患者应戒烟戒酒。

正确的进食顺序

痛风合并糖尿病患者如果中午吃的是盒饭，进餐时应先吃蔬菜，然后吃些主食，接着吃主菜，如果有汤要放在最后喝。一餐的食物种类尽量丰富一些，有助于减缓餐后血糖的上升。

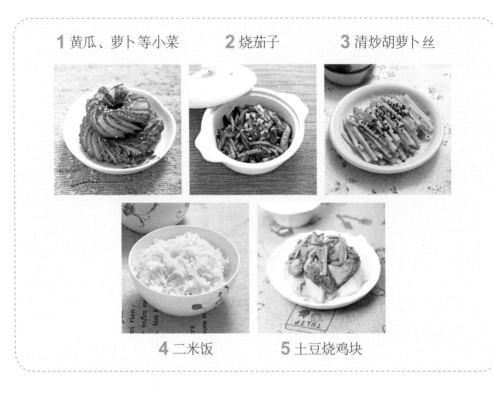

1 黄瓜、萝卜等小菜　　2 烧茄子　　3 清炒胡萝卜丝

4 二米饭　　5 土豆烧鸡块

三餐食物选择

食物种类	宜食食物	慎食食物
蔬菜类	圆白菜、南瓜、黄瓜、生菜、番茄、菠菜等	—
水果类	杨梅、樱桃、草莓、猕猴桃、柚子	柿子、香蕉、大枣、荔枝、桂圆
谷薯豆类	白米、小麦、红薯、玉米、小米等	—
蛋奶类	鸡蛋、纯牛奶、酸奶	—
菌藻类	水发海带、水发黑木耳	—
肉类	鸡胸肉	动物内脏、肉汁、肉汤等
水产类	海蜇、海参	带鱼、凤尾鱼、沙丁鱼、鲅鱼等
饮料类	绿茶、矿泉水	咖啡、雪碧、可乐等

早餐用干饭代替稀饭

稀饭是半流体状态，进食后，胃的排空时间较短。另外，稀饭加热时间长，淀粉容易转化为易被人体吸收的葡萄糖，因此，吃稀饭比吃干饭更容易导致餐后高血糖。对于痛风合并糖尿病患者来说，早餐和午餐前是一天中较难控制血糖的时段。因此，建议痛风合并糖尿病患者早餐进食以干饭（全麦面包、米饭、燕麦片等）为主的主食，这样有利于这段时间的血糖控制，进而有利于全天的血糖控制。

午餐荤素菌类结合

午餐是一天能量的加油站，午餐约占总能量的40%。午餐应丰富些，可以包含五谷类、肉蛋类、蔬果类、菌类，不仅可以提供丰富的营养，而且还含有降糖成分，帮助痛风合并糖尿病患者改善病情。对于上述食材，要选择一些痛风患者和糖尿病患者都能食用的，如水发黑木耳、蛋类、燕麦等。注意避免一些会引起痛风的降糖食材，如香菇等。

晚餐清淡为主，多吃素食

痛风合并糖尿病患者的晚餐可以蔬菜为主，主食要适量减少，适当吃些粗粮，可以少吃一些脂肪含量较低的肉类。甜点、油炸食物尽量不要吃。蛋白质、脂肪类吃得越少越好，如果晚餐吃得过饱，会促进胰岛素大量分泌，加重胰岛B细胞的负担，易使胰腺功能衰竭。并且，晚餐以后人通常没有什么活动量，会有一部分蛋白质不能被机体消化吸收，这样就会在肠道细菌的作用下产生有毒物质，而睡眠后肠蠕动减慢，会延长这些有毒物质在肠道内的停留时间，故容易诱发结肠癌。

灵活加餐，避免血糖大起大落

对于痛风合并糖尿病患者来说，在控制总热量的同时，可采取少食多餐的方式，就是每天多吃几顿，每顿少吃一点儿，在正常的早、中、晚三餐之外匀出一些热量作为加餐。

一般来说，加餐时间可选择上午9～10时、下午3～4时和晚上睡前1小时。上午和下午加餐的食物可选择低糖水果（在血糖控制好的情况下可适当进食水果，但要控制用量）、低糖蔬菜（如黄瓜、番茄、生菜等）。

睡前加餐主要是为了补充血液中的葡萄糖，避免发生夜间低血糖，加餐与否可根据个人的血糖控制情况而定，如果血糖水平较低或正常可适当加餐，如果血糖水平较高则没有必要加餐。睡前加餐可选择牛奶、豆腐干、花生等高蛋白食品。

低嘌呤、低碳水化合物食物搭配

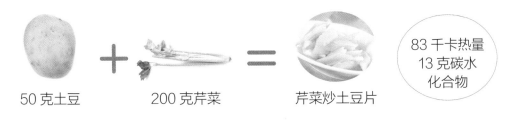

50 克土豆 ＋ 200 克芹菜 ＝ 芹菜炒土豆片 83 千卡热量 13 克碳水化合物

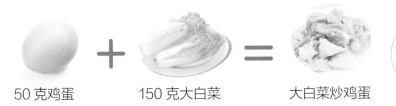

50 克鸡蛋 ＋ 150 克大白菜 ＝ 大白菜炒鸡蛋 99 千卡热量 6 克碳水化合物

◉ 低嘌呤、低碳水化合物食谱推荐

苦瓜鸡片

降糖、补充蛋白质

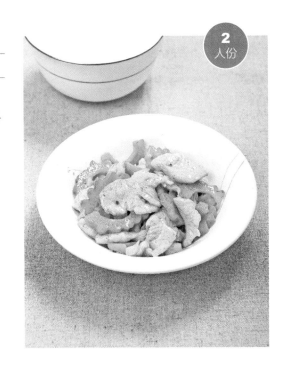

2 人份

材料 苦瓜 200 克，鸡胸肉 100 克。

调料 盐 3 克，料酒、淀粉、植物油各适量。

做法

1 将苦瓜洗净，纵切成两半，挖去瓤，切成薄片，放在沸水中焯一下，捞出沥干水分；将鸡肉洗净，切成薄片，焯水，沥干；把盐、料酒、淀粉调成芡汁备用。

2 锅内放入适量油，待油热后，先下苦瓜急炒至快熟后搁锅边，随后下鸡片急炒至熟，与苦瓜合炒，倒入芡汁，翻炒几下即可。

合并高脂血症

三餐饮食原则

平衡碳水化合物、脂肪、蛋白质摄入量

限制热量摄入、控制体重宜采用低热量、低脂肪的平衡饮食。其中碳水化合物约占总热量的 57%，脂肪占总热量的 25%，蛋白质占总热量的 18%。

每天胆固醇摄入量控制在 200 毫克以下

痛风合并高脂血症患者每天胆固醇的摄入量应控制在 200 毫克以下，忌食含胆固醇高的食物，如动物内脏、蛋黄、鱼子、蟹黄、鱿鱼等食物。

限制甜食的摄入量

不要过多吃糖和甜食，这类食品中一般含有较多的蔗糖、果糖，这类糖可转变为甘油三酯，加剧痛风合并高脂血症患者的病情。

限制脂肪的摄入量

少食用或不食用富含饱和脂肪酸的动物脂肪，尽量不吃油炸食品、甜食，增加多不饱和脂肪酸的摄入，有助于降低血中胆固醇的含量。食用油以植物油为主，每日不超过 25 克。

每天摄入 25 ~ 35 克膳食纤维

膳食纤维能减少胆固醇的吸收，增加粪便体积和肠蠕动，促进胆固醇排出，起到降血脂的作用。但大量食用可引起大便量及次数的增多、排气及腹胀等不良反应，因此高脂血症患者适当增加膳食纤维的摄入量即可，每天 25 ~ 35 克最为理想。

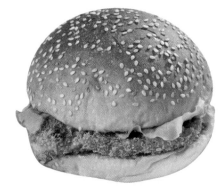

经常吃高脂肪、高热量的食物，不但容易导致血脂异常，还会加重病情，引发其他并发症，如痛风、高血压、糖尿病等。

三餐食物选择

食物种类	宜食食物	慎食食物
蔬菜类	胡萝卜、黄瓜、番茄、韭菜、菠菜、芹菜、苋菜等	—
水果类	山楂、苹果、香蕉、荔枝、猕猴桃、葡萄等	椰子
谷薯豆类	精白米、富强粉、全麦粉、燕麦、糙米、高粱米等	—
蛋奶类	牛奶、酸奶、蛋清	蛋黄
菌藻类	水发银耳、水发黑木耳	—
肉类	猪瘦肉、牛瘦肉、鸡胸肉	动物内脏、肥肉、鸡皮、香肠、腊肠、肉汤等
水产类	海蜇等	墨鱼、鱿鱼、蟹黄、鱼子等

低嘌呤、低脂的健康早餐食材

1 水煮蛋。痛风合并高脂血症患者最好弃蛋黄，只吃蛋清，因为蛋黄中的胆固醇含量较高，蛋清中含有蛋白质、铁、钙等营养，也是早餐的优良选择。

2 牛奶。牛奶嘌呤含量低，并且富含蛋白质、钙等，可以为身体补充能量。

3 水果。大多数的水果几乎不含嘌呤，并且富含维生素、矿物质、膳食纤维和碳水化合物，早餐食用消化吸收更好。

4 蔬菜。早餐食用蔬菜的量不必太多，但不可省略，蔬菜是碱性食物，可为痛风合并高脂血症患者提供维生素和膳食纤维，还含有钙、钾、镁等成分，能促进机体的酸碱平衡。

午餐宜少油、低热量

痛风合并高脂血症的人群，午餐应尽量选择营养均衡、油脂少、低热量的食物。

外出就餐如何选择食物

餐品种类	宜食	慎食
中餐	麻婆豆腐、醋拌凉菜、炖菜类、白米饭、牛肉面等	干炸类菜、炸春卷、肉包子、炒饭、炒面、叉烧肉、糯米鸡、梅菜扣肉、韭菜炒肝等
西餐	法式长条面包、红酒炖牛肉、意大利肉酱面等	奶酪烤菜、汉堡包、肉酱意大利面、奶油意大利面等
韩式料理	大酱汤、砂锅饭、拉面等	烤五花肉等
快餐店	蔬菜类盖饭等	炸肉类盖饭、鸡蛋鸡肉盖饭等

晚餐吃素，血管不"增肥"

素食的热量较低，尤其是膳食纤维含量较高的蔬菜，即便饱食之后也不至于让人肥胖，而且很多素食具有调节血脂的作用，如山楂、洋葱等。

偏素固然重要，但晚餐吃素尤为重要。人在白天活动量大，热量消耗也大，即使吃点高脂、高热量食物也会很快消耗掉。如果晚上摄入过多高脂、高热量食物情况就不一样了。因为晚餐后人体活动量有限，过剩的热量在体内会转化成脂肪，导致血脂升高。

因此，晚餐要以清淡的素食为主，即便不能保证每天素食，一周也最好吃2～3次全素晚餐，多吃芹菜、西蓝花等高纤维素蔬菜。如果实在嘴馋，偶尔吃一顿以荤食为主的晚餐也是可以的，但最好把晚餐时间提前一点，并要控制食量。

 大医生悄悄告诉你

晚餐别吃油腻和难消化的食物，尽量不吃宵夜

痛风合并高脂血症患者晚餐时间过晚或吃油腻和难以消化的食物，会促进胆固醇在动脉壁上沉积，导致血脂异常和动脉粥样硬化的发生。

痛风合并高脂血症患者尽量不要吃宵夜，因为吃宵夜后食物往往没完全消化，人已入睡，残留的甘油三酯会以渣滓的形式遗留在血液中而导致高甘油三酯血症。

低嘌呤、低脂食物搭配

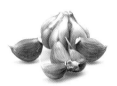 ＋ 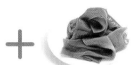 ＝

10 克大蒜 　　　　 50 克水发海带 　　　 蒜泥海带 　　　 19 千卡热量
0.1 克脂肪

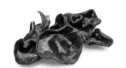 ＋ ＝

20 克水发黑木耳 　　 150 克黄瓜 　　　 黄瓜木耳汤 　　　 29 千卡热量
0.3 克脂肪

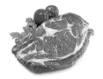 ＋ ＝

50 克牛瘦肉 　　　 150 克洋葱 　　　 洋葱炒牛肉 　　　 113 千卡热量
1.5 克脂肪

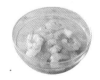 ＋  ＝

50 克鲜虾仁 　　　 100 克冬瓜 　　　 虾仁烩冬瓜 　　　 36 千卡热量
1.5 克脂肪

 ＋ 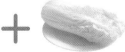 ＝

50 克海蜇 　　　 150 克白菜心 　　　 白菜心拌海蜇 　　 42 千卡热量
0.3 克脂肪

 ＋ 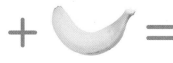 ＝ 164 千卡热量
0.6 克脂肪

1 个苹果 　　　　 1 个香蕉

◎ 低嘌呤、低脂食谱推荐

龙眼大枣粥

改善血液循环

材料 糯米 100 克，龙眼肉 20 克，大枣 8 颗。

调料 红糖适量。

做法

1 糯米淘洗干净，浸泡 4 小时；龙眼肉去杂质，洗净；大枣洗净，去核。

2 锅置火上，加适量清水烧开，放入糯米、龙眼肉、大枣，用大火煮沸，转小火熬煮成粥，加入红糖搅匀。

> **防治痛风功效**
>
> 　　这款粥嘌呤含量低，大枣中的维生素 P、黄酮类物质和皂苷类物质可以改善微循环，辅助防治痛风并发高脂血症。

3 人份

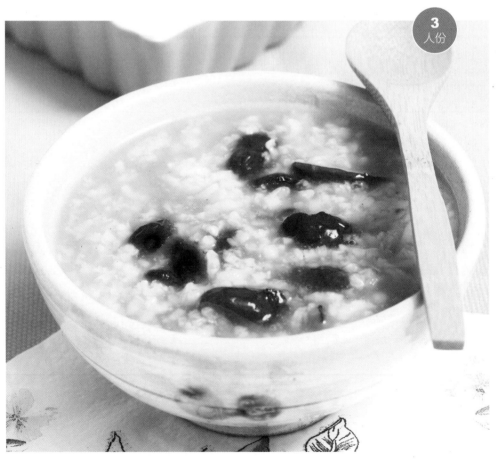

合并肥胖

三餐饮食原则

摄入的热量应小于消耗的热量

从膳食中摄入的热量必须小于机体的消耗热量。以每周降 0.5 ~ 1 千克体重为宜，直至体重降至正常或接近正常时给予维持热量。

盐的摄入量控制在每日 5 克以下

食盐具有亲水性，如果摄入的食盐过多，不仅会导致体内水滞留，还会增加人体的血容量和体重。因此，应限制每日的食盐摄入量，肥胖患者应控制在 5 克以下。为避免钠的摄入量超标，可以用限盐匙来掌握其用量。常见的有 1 克限盐匙、2 克限盐匙、5 克限盐匙。

脂肪摄入量限制在每日 40 克左右

限制脂肪的摄入量主要是限制食用油、肥肉等含脂肪量高的食物。在三大营养物质中，脂肪的含热量最高，它供给的热量也最容易使人发胖。在减肥膳食中，每日进食脂肪量应限制在 40 克左右。

保证每日摄入 55 ~ 65 克蛋白质

蛋类、肉类都含有丰富的蛋白质，蛋白质不仅具有构造机体组织的功能，还可以供给热量，调节人体的各项生理功能，一般每天需进食 55 ~ 65 克蛋白质。

切忌盲目节食

盲目节食或限制饮食，会造成严重的营养不良，从而使病情加重或损害身体健康。且体重减轻过快还容易引起酮症或痛风急性发作。

 大医生悄悄告诉你

痛风患者不要情绪化而暴饮暴食

1. 如果因为压力或者棘手的事情产生负面情绪，可以选择买件心仪很久的衣服、看场喜剧电影、做些一直很想做却还没来得及做的事情，通过这些来转移负面情绪。
2. 有选择地吃些小零食，如坚果等，满足一下口腹之欲，进而缓解情绪。但切忌过量，每天控制在 20 ~ 40 克为宜，如果超出基本热量，要辅以运动来消耗。
3. 坚持每天 30 分钟有氧运动，可以让自己时刻保持好心情。

三餐食物选择

食物种类	宜食食物	慎食食物
蔬菜类	黄瓜、番茄、茄子、苦瓜、白萝卜、韭菜、冬瓜等	—
水果类	木瓜、菠萝、樱桃、杨梅、草莓、猕猴桃等	—
谷薯豆类	糙米、燕麦、豆腐、红小豆、绿豆等	—
蛋奶类	鸡蛋、鸭蛋、牛奶	—
菌藻类	水发海带、水发黑木耳	—
肉类	猪瘦肉、牛瘦肉、鸡胸肉	动物内脏、肉汤、肉汁等
水产类	海蜇、海参、鳝鱼	青鱼、带鱼、三文鱼等

忌为了减肥而不吃早餐

有些人为了减肥，用不吃早餐的方法来减少热量的摄入，这是不科学的。相反，如果不吃早餐，会感觉较饥饿，午饭和晚饭的食量会增加，从而降低新陈代谢率，脂肪更易积聚，所以经常不吃早餐会令人更易肥胖，还会加速衰老、降低抵抗力。对于痛风合并肥胖症患者来说，早餐可以粗细搭配，比如在粥中加入一些嘌呤含量低的玉米、燕麦等，这样可以增加膳食纤维的摄入，增强饱腹感。

选择离公司远点的餐厅进餐

午餐时如果时间允许，可以选择到距离公司较远的餐厅用餐，这样更有利于健康。不但可以让眼睛换个环境，还可以增加走路的机会，增加能量消耗，防治肥胖。一般来说，步行15分钟就能消耗相当于一两米饭的热量。

忌晚餐过量

因为晚餐后人体活动量较小，热量消耗少，同时饭后3～5小时，人会进入睡眠状态，如果晚餐进食过多，食物在体内转化为热量，这些热量消耗不掉就会储存在体内，时间长了易造成肥胖、高血压等。

等到真饿时再加餐

两餐之间如果出现饥饿感的时候，先等 15 分钟再对它做出反应，并使之成为习惯。通常来讲，烦恼、劳累、忧郁或者是焦急状态等都有可能导致饥饿感的产生，这并不是真正的饥饿状态，此时可以喝一杯水。如果 15 分钟后依然感觉饿的话，可以选择吃一些低热量的食物，如水果，或者一杯酸奶。切忌吃炸薯片等高热量食品。

低嘌呤、低热量食物搭配

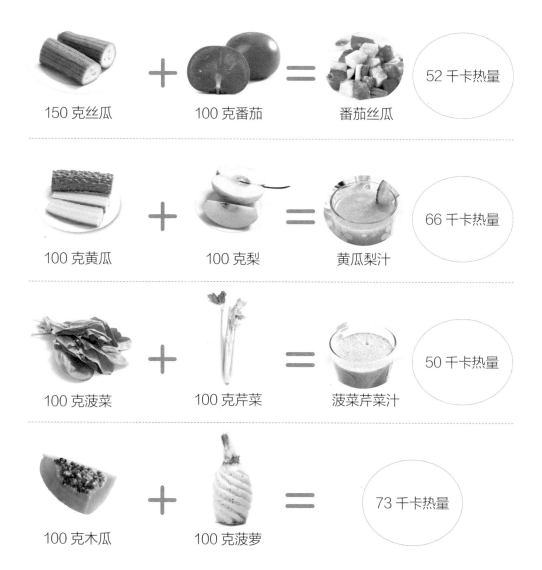

| 150 克丝瓜 | + | 100 克番茄 | = | 番茄丝瓜 | 52 千卡热量 |

| 100 克黄瓜 | + | 100 克梨 | = | 黄瓜梨汁 | 66 千卡热量 |

| 100 克菠菜 | + | 100 克芹菜 | = | 菠菜芹菜汁 | 50 千卡热量 |

| 100 克木瓜 | + | 100 克菠萝 | = | | 73 千卡热量 |

◎ 低嘌呤、低热量食谱推荐

番茄炒西蓝花

排尿酸，控制体重

材料 西蓝花 150 克，番茄 50 克。

调料 盐 3 克，植物油适量。

做法

1 西蓝花去柄，掰小朵，洗净，放入沸水中烫一下，立即捞出，放入凉水中过凉，捞出沥干；番茄洗净，切块，备用。

2 炒锅置火上，倒油烧热，放入西蓝花快速翻炒，再放入番茄块，放盐稍炒即可。

> **防治痛风功效**
>
> 　　番茄和西蓝花中的维生素 C、膳食纤维含量很高，并且热量很低，经常食用可以促进尿酸的排泄，降低血尿酸浓度，避免痛风石沉积，还能控制体重。

2 人份

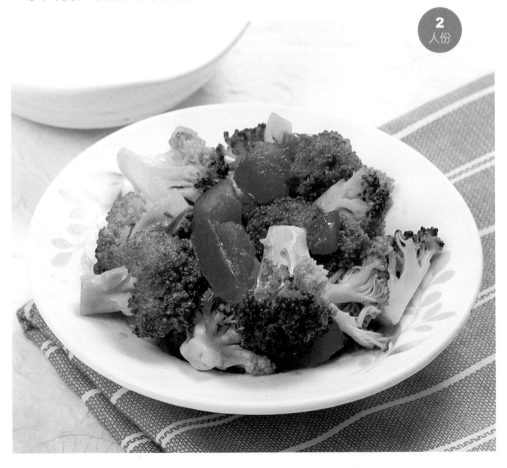

合并冠心病

三餐饮食原则

控制热量摄入是重要环节

控制总热量，维持热量平衡，防止肥胖，使体重维持在理想范围内。控制体重是防治痛风合并冠心病的饮食环节之一。

供给充足的膳食纤维、维生素和矿物质

应注意多吃含膳食纤维、镁、铬、锌、钙、硒及维生素 A、维生素 C 的食品。膳食纤维能吸附胆固醇，阻止胆固醇被人体吸收，并能促进胆酸从粪便中排出，减少胆固醇的体内生成，降低血液中胆固醇的含量，减轻冠心病症状。蔬果中多含有丰富的膳食纤维、矿物质和维生素。适合痛风合并冠心病患者食用的蔬果有胡萝卜、番茄、蒜、洋葱、芹菜、苋菜、水发黑木耳、水发海带、香蕉、大枣、苹果、猕猴桃、柠檬等。

脂肪的摄入应限制在总热量的 25% 以下

脂肪的摄入应限制在总热量的 25% 以下，以植物油为主。此外，还要控制胆固醇的摄入，胆固醇的摄入量每天应少于 300 毫克。少吃富含饱和脂肪酸或高嘌呤的肥肉、动物油、高脂乳制品及蛋黄、动物内脏等食品。

每餐宜吃七八分饱

研究表明，冠心病患者如吃得过饱可诱发和加重心绞痛，甚至导致心肌梗死及猝死。特别是晚餐，因夜间更易发生心绞痛和心肌梗死，痛风合并冠心病患者更不能大量进食。专家建议，痛风合并冠心病患者宜少食多餐，每顿饭只吃七八分饱。

 大医生悄悄告诉你

适量饮淡茶

茶叶具有抗凝血的作用，还能促进纤维蛋白溶解，适量饮淡茶可预防冠心病，但不宜饮浓茶、咖啡等兴奋神经的饮品。

三餐食物选择

食物种类	宜食食物	慎食食物
蔬菜类	黄瓜、空心菜、茄子、竹笋、洋葱、番茄、白菜、胡萝卜等	—
水果类	葡萄、橘子、苹果、西瓜、香蕉、荔枝、猕猴桃、葡萄等	—
谷薯豆类	精白米、富强粉、全麦粉、燕麦、糙米、高粱米、红薯等	—
蛋奶类	牛奶、酸奶、蛋清	—
菌藻类	水发海带、水发银耳、水发黑木耳	—
肉类	动物瘦肉	动物内脏、肥肉、鸡皮、香肠、腊肠、肉汤等
水产类	海蜇、海参、鳝鱼	青鱼、带鱼、螃蟹等

早餐加点儿有益心脏的坚果

　　坚果中除了含有丰富的蛋白质、锌、钙等营养元素外，另一种不得不提的营养元素就是不饱和脂肪酸，其含量甚至超过大部分鱼类，而且坚果所含的饱和脂肪酸很少，对辅助治疗冠心病很有好处。痛风合并冠心病患者可以选择夏威夷果、榛子、核桃、杏仁等，每天一小把。

　　另外，吃了坚果，一天的菜肴和主食中要减少相应的用油量，这样既能获取坚果的营养保健效果，有利于预防心脑血管疾病，又能预防肥胖。

午餐增加不饱和脂肪酸和优质蛋白质的摄入量

　　对痛风合并冠心病的患者来说，含有不饱和脂肪酸和优质蛋白质的食物对身体有益，需要摄入，最好在午餐时吃。午餐吃的肉，可以选择鸡腿、鸡胸肉等不饱和脂肪酸含量较高的肉类，总量不超过 75 克。鱼虾含优质蛋白，但嘌呤含量高，少许食用即可。

晚餐应以碳水化合物和蔬菜为主

脂肪吃得太多，会使血脂升高，就容易引发冠心病；蛋白质吃得太多易增加机体代谢负担；而碳水化合物可在人体内生成更多的血清素，发挥镇静安神的作用，促进睡眠。因此，晚餐的热量应主要由碳水化合物供给，但应多选用粗粮，同时多吃蔬菜，配以少量肉类或蛋类。

低嘌呤、低热量食物搭配

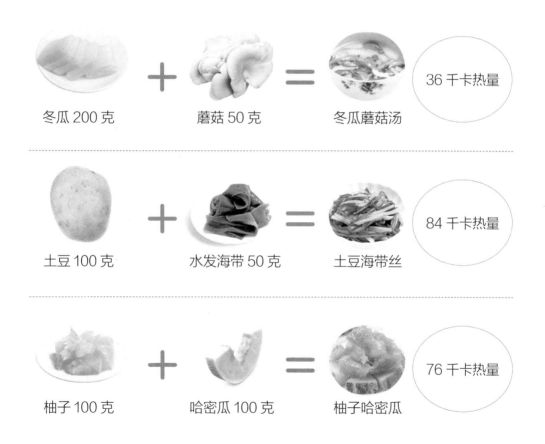

冬瓜 200 克 ＋ 蘑菇 50 克 ＝ 冬瓜蘑菇汤 　36 千卡热量

土豆 100 克 ＋ 水发海带 50 克 ＝ 土豆海带丝 　84 千卡热量

柚子 100 克 ＋ 哈密瓜 100 克 ＝ 柚子哈密瓜 　76 千卡热量

拍黄瓜

预防痛风合并冠心病

材料 黄瓜 250 克。

调料 盐 2 克，蒜末、陈醋、香菜末各 5 克，香
油适量。

做法

1 黄瓜洗净，用刀拍至微碎，切成块状。

2 黄瓜块置于盘中，加盐、蒜末、陈醋、香菜
末和香油拌匀即可。

> **防治痛风功效**
>
> 这道菜用凉拌的烹调
> 方式减少了脂肪的摄入量，
> 还有调节血脂的作用，有
> 助于预防痛风合并冠心病。

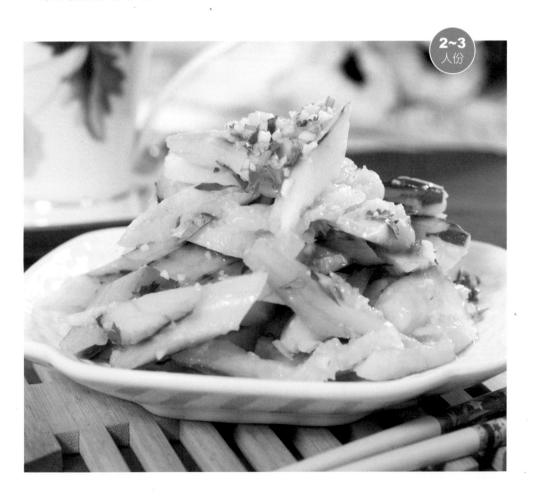

2~3
人份

合并肾病

三餐饮食原则

防止嘌呤摄入过多

摄入过多的嘌呤，会增加血液中的尿酸含量，从而为肾结石以及尿道结石埋下隐患，因此，在日常饮食中要避免嘌呤摄入过多。

在进食肉类、水产类时，应将其切块，用热水先焯一下，再选择吃肉质部分，其他部位（如内脏、鱼子等）不吃，鱼汤或肉汤也不喝，这对控制嘌呤的摄入很有意义。

另外，吃肉类食物时，搭配一些青菜、海藻等能够促进尿酸排出的食物，有助于降低血尿酸水平。

多吃给肾脏排毒的食物

肾脏是人体重要的排毒器官，它可过滤血液中的毒素和蛋白质分解后产生的废料，并通过尿液排出体外。日复一日，年复一年，我们的肾脏行使职责，不断为身体排毒。时间长了，肾脏也需要排毒。痛风合并肾病患者应多吃柠檬、冬瓜、绿叶菜、樱桃等食物，帮助排出泌尿系统毒素，辅助人体排出尿酸。

及时补充水分

对于痛风所引起的肾病而言，主要是因痛风结石沉积在肾脏所致，多喝水有助于减少痛风结石。因此，痛风合并肾病患者需要及时补水，尤其是夏季和运动以后。随身携带方便易拿的瓶装水，对经常外出的肾病患者而言，看似很普通，其实这有很好的补水和预防缺水的作用。

 大医生悄悄告诉你

咸入肾——咸味食物善养肾

中医认为冬季对应"肾"，而酸、苦、甘、辛、咸五味中的咸入肾，咸味有补益阴血等作用。于是，根据"秋冬养阴""冬季养肾"的原则，冬季可适量吃点咸味食品，如水发海带、海蜇等，可起到养肾防寒的功效。但一定要注意适度。

三餐食物选择

食物种类	宜食食物	忌用食物
蔬菜类	黄瓜、土豆、茄子、南瓜、竹笋、洋葱、番茄、白菜、胡萝卜等	—
水果类	葡萄、樱桃、苹果、西瓜、香蕉、荔枝、猕猴桃、葡萄等	—
谷薯豆类	精白米、富强粉、全麦粉、燕麦、糙米、高粱米、红薯等	—
蛋奶类	牛奶、酸奶、鸡蛋	—
菌藻类	水发海带、水发银耳、水发黑木耳	—
肉类	动物瘦肉	动物内脏、肥肉、鸡皮、香肠、腊肠、肉汤等
水产类	海蜇、海参、鳝鱼	青鱼、带鱼、螃蟹等

早餐前喝 150 ~ 200 毫升温水

早餐前喝杯水，既补充了人体细胞水分，也降低了血液黏稠度，还可稀释尿液、减少晶体沉淀、冲洗尿路、排出尿酸和微小结石，防治痛风合并肾病。

虽然说早上喝水的选择有很多，但是白开水仍然是最好的。它是天然状态的水经过多层净化后煮沸而来，水中还有钙、镁等无机盐类。

建议痛风合并肾病患者在刷牙后早餐前喝温开水，即烧开的水自然冷却至 30 ~ 35℃，一般喝着不烫嘴、肠胃不感觉刺激即可。早晨空腹喝水不宜多饮，一杯 150 ~ 200 毫升的温开水足以达到保健效果。

午餐主食要多样

痛风合并肾病患者的午餐最好每天选择两种以上主食，优先选择具有补肾功效的主食，这样更有利于平衡膳食，保证营养充足和肾脏健康。如大米小米饭 + 豆沙包、大米小米饭 + 肉包、米饭 + 煮玉米等。一般午餐 75 ~ 125 克主食可满足多数人的需要。

晚餐不宜太晚

进食晚餐的最佳时间是 18 点左右，最晚也不要超过 20 点。如果晚餐吃得太晚，比如到晚上八九点钟才进食，排尿高峰便在凌晨零点以后，此时人睡得正香，高浓度的钙盐与尿液在尿道中滞留，与尿酸结合生成草酸钙，当其浓度较高时，在正常体温下可析出结晶并沉淀、积聚，形成肾结石。

加餐选择低嘌呤、补肾零食

大多数的天然健康加餐食品是水果、坚果。有些坚果具有补肾功效，但是脂肪含量较高，所以我们对加餐食品要擦亮双眼进行选择。适合痛风合并肾病患者食用的加餐食品包括绝大多数水果及板栗、杏仁、核桃等。坚果热量较高，一天吃 20 ~ 40 克即可，不要大量吃，否则会增加肥胖的机会。

低嘌呤、低热量食物搭配

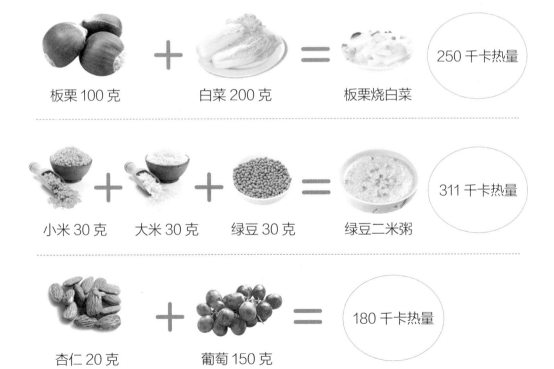

板栗 100 克 + 白菜 200 克 = 板栗烧白菜　250 千卡热量

小米 30 克 + 大米 30 克 + 绿豆 30 克 = 绿豆二米粥　311 千卡热量

杏仁 20 克 + 葡萄 150 克 = 180 千卡热量

◎ 低嘌呤、低碳水化合物食谱推荐

胡萝卜烩木耳

预防痛风合并肾病

材料 胡萝卜片 200 克，水发黑木耳 50 克。

调料 姜末、葱末、盐、白糖各 3 克，生抽 10 克，香油、植物油各少许。

做法

1 锅置火上，倒油烧至六成热，放入姜末、葱末爆香，下胡萝卜片、黑木耳翻炒。

2 加入生抽、盐、白糖翻炒至熟，点香油调味即可。

防治痛风功效

胡萝卜和水发黑木耳的嘌呤含量都不高，并且胡萝卜具有强肾作用，水发黑木耳可以促进尿酸的排泄，两者搭配的这道菜可以预防痛风合并肾病。

2~3
人份

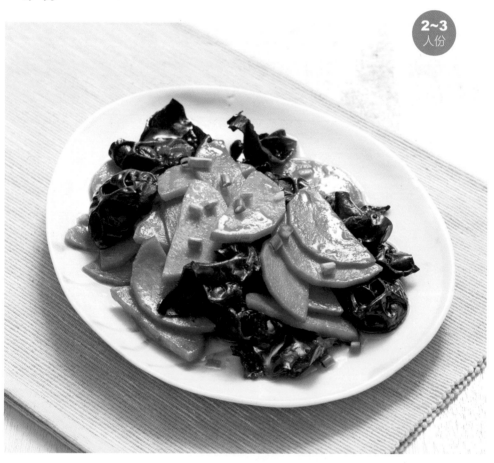

专题 增加黑色补肾食物，促进尿酸排泄

中医理论中有"五色入五脏"之说，也就是说，不同颜色的食物，养生保健的功效是不同的。绿色养肝，红色补心，黄色益脾胃，白色润肺，黑色补肾。黑色食物可增强肾脏功能，使尿酸顺利排泄，延缓尿酸结晶引起的肾脏功能衰竭。黑色食品主要有黑米、黑豆、黑芝麻、水发黑木耳、水发海带等。

黑米

黑米又叫药米、长寿米，有滋阴补肾、健身暖胃、明目活血、清肝润肠、补肺益精等功效，对头昏目眩、贫血、腰膝酸软、夜盲、耳鸣等疗效尤佳。长期食用可延年益寿。

黑米最适合熬粥，熬粥前宜用水浸泡。

泡前用冷水淘米，不要揉搓，且泡米水要与米同煮，以保存其中的营养成分。

黑豆

中医认为，黑豆有滋阴补肾、利尿消肿、乌须黑发等功效，是强壮滋补的食品。黑豆还能活血解毒、软化血管。

黑豆适于制作豆浆，以及磨成豆泥制作点心等，深度加工能降低黑豆的嘌呤含量。

但要注意，急性肾炎、肾功能不全的痛风患者在饮食上要严格限制黄豆类食物的摄入，故而黑豆也在限制范围内。

黑芝麻

黑芝麻味甘性平，有补益精血、润燥滑肠、活血脉、乌须发的功效。适用于中老年人肝肾不足、精血亏虚所致的头晕眼花、腰膝酸软、须发花白、肠燥便秘等症。

服用时应炒熟研碎，有利于消化吸收。

每天食用量不可超过一大匙，否则反而易致脂溢性脱发。

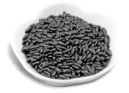

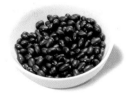

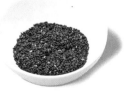

水发黑木耳

水发黑木耳富含纤维素，能很好地清除血管内的垃圾和致癌物质，预防心脑血管疾病，并且稀释结肠中的致癌物质，有助于预防结肠癌。水发黑木耳还有调节血糖、降低血液黏稠度、降低血胆固醇的作用。

水发黑木耳宜与蔬菜、荤菜搭配，炒、煮、煨、炖均可。

水发海带

中医认为，海带性寒味咸，具有散结消痰、平喘利水、祛脂降压等功效，可辅助治疗咳喘、水肿、高血压等病症。海带中还含有大量的多不饱和脂肪酸和植物纤维，可以降低血液黏稠度，减少血管硬化，常食可长寿。

泡发海带沥干水以后，分别装入几个保鲜袋中，放冰箱冷冻室保存，下次吃多少拿多少，直接解冻即可。

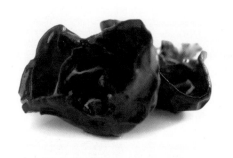

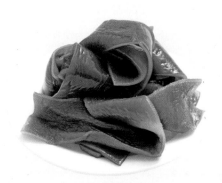

 大医生悄悄告诉你

踮踮脚尖，强精补肾

我国古代医生早就认识到了下肢血液循环的重要性，并发明了相应的保健操。例如，现在仍为不少人练习的八段锦中就有"背后七颠百病消"的踮脚运动。经常进行踮脚尖运动，不仅可促进血液循环，增强心血管功能，而且还能快速消除疲劳，强健肾功能。若男性患有前列腺疾病，小便时踮脚亦有尿畅之感；女性小便时踮起脚尖，可补肾利尿。

Part
6

每餐食材
巧搭配

任何时期都可放心吃的
低嘌呤食材

 主食 **热量最主要的来源，
三餐粗细搭配，品种多样化**

主食嘌呤含量低，且能补充碳水化合物

中国人的饮食结构模式以主食，即粮食类为主，搭配瓜果蔬菜等一些副食。正如《黄帝内经·素问·脏气法时论》所记载："五谷为养，五果为助，五畜为益，五蔬为充，气味合而服之，以补精益气。"这种食材的搭配也是很适合痛风患者的。通常我们所说的粮食类食物又分两种：谷类和豆类，而谷类又是日常主食中的中心食材。

粮食类是我们中国人的主食，由于占每天食物的大部分，所以为我们提供了很多营养。特别是碳水化合物，我们每天所需的绝大部分碳水化合物都来自于粮食。目前我们所吃的粮食也叫主食，主要是大米和白面，也叫细粮，而其余的都属于粗杂粮如玉米、燕麦、高粱米、小米、红小豆、绿豆等。一般而言，粗粮的嘌呤含量较高，而细粮较低。但由于谷类中的嘌呤不容易引发血尿酸升高，所以痛风患者各种粮食都可以选用。

谷类食物因品种、气候或者加工方式的不同，其营养成分有一定差异，但营养价值大同小异，主要是因为谷类是人体能量的主要来源，是人体获得 B 族维生素的重要来源，谷类蛋白质含量一般较低。

 大医生悄悄告诉你

在吃主食方面，痛风患者可以不用特别拘束，像米、麦等都可食用。这些食物含有非常丰富的碳水化合物，利于体内尿酸的排出。但是，油炸的食物千万要忌口。因为油炸食物会增加脂肪的摄入量，不利于病情的稳定和恢复，甚至导致病情加重。

痛风急性发作期谷类的选择

一般高尿酸血症或痛风患者无需限制粗粮的摄入。但痛风急性发作时对嘌呤的限制最为严格，为保险起见，对一些嘌呤含量高的谷类可以暂时不选用。其实并不是所有的粗杂粮嘌呤含量都高，从现有的资料看，有些甚至低于精米精面，如玉米、小米、高粱米、土豆、红薯等，这些粗杂粮在痛风急性发作时仍可选用。而有些粗杂粮，如糙米、麦片等嘌呤含量则相对较高，可以少用或暂缓选用。

豆类嘌呤含量高，想吃的时候怎么办

一直以来，豆类都被认为是引起血尿酸升高的重要食物，其实未必。首先，大豆的嘌呤含量相对较高，但仍远远低于肉类。大豆的制品如豆浆、豆腐等，由于含水量高，嘌呤被稀释，还有很多嘌呤在制作过程中流失掉了，所以其含量并不很高。另外，最值得一提的是，豆类中的嘌呤属于植物来源的嘌呤，其升高血尿酸的能力远远比不上肉类。

1. 做成豆制品

将豆类做成豆制品，如做豆腐需要水的参与，经过很多的工序以后，其嘌呤含量已经大大降低，痛风患者便可以食用。

也可以将豆类打成豆浆饮用，既可增加营养的摄取，也不会增加患痛风的风险——打豆浆要加大量水，豆子中的嘌呤已被稀释，而且每日喝豆浆的量不会很大，不会引起嘌呤的明显增加。

2. 适量添加于主食中

豆类对健康很重要，如果想避免摄入过多的嘌呤，每天选择适量的豆类加在主食中，也是不错的选择。如在煮粥时加一小把，还有调节食欲的作用。

3. 选择纳豆

与黄豆相比，纳豆的消化吸收率更高（纳豆为黄豆经纳豆霉发酵后而成，吸收率可达90%），它所含的独特的酶——纳豆激酶，有显著的溶解血栓的功能，能帮助机体排除体内多余胆固醇、分解体内脂肪酸，还可以帮助异常血压恢复正常，对预防"三高"、肥胖和痛风都有很好的功效。

小米

利于水液代谢，帮助排尿酸

热量：361 千卡（每 100 克可食部）

酸碱性：碱性　酸性√

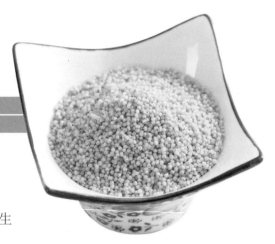

推荐用量：50 克 / 日

3 勺（15 毫升的大勺）小米（生重）≈ 50 克

为什么对痛风患者有益

小米性味甘咸而凉，有滋养肾气、和中健脾、下气除热的功效，现代研究表明，小米还是高钾低钠食品，有利于体内水液代谢，帮助肾脏排尿酸。此外，小米还属于低嘌呤食物，经常食用，对预防和治疗痛风有一定的辅助功效。

一日三餐适宜烹调方

早 / 晚做粥或糕点：早饭可煮粥，可添加莲子或红小豆，莲子固肾，红小豆利尿，这些都有利于痛风的防治。小米粥含糖偏高，痛风合并糖尿病患者不宜长期多食。早餐也可食用小米粉制作的糕点配合粥类、豆浆等同食。

中午做饭：完全用小米制作米饭口感粗糙，同时也不易于消化。高尿酸血症或痛风患者可以用大米 + 小米，以自己感觉合适的比例搭配制作二米饭。

对痛风患者有益的搭配

✔ **小米 + 燕麦**

两者搭配有降压降脂功效，可调节代谢，促进尿酸排泄，预防高尿酸血症。

✔ **小米 + 大枣**

小米搭配大枣，能够健脾养胃、降低血压。

小米粉养胃助消化

取小米、白糖各 30 克。小米炒黄研粉，加白糖拌匀。每日 2 次，每次 2 匙，连服 1 ~ 3 个月，可促进消化吸收，并有养胃的功效。

1. 最好搭配其他低嘌呤的谷类一同食用，营养互补。不宜过度清洗，以免营养流失过多。煮小米粥时熬得稍微稠些，利于营养吸收。
2. 小米粥表面漂浮的一层形如油膏的物质为"米油"，中医认为，它对脾虚久泻、食积腹泻、小儿消化不良有很好的缓解功效。

防治痛风特效食谱星级推荐

小米大枣粥

早餐 ☑　　午餐 ☐　　晚餐 ☑

2~3 人份

促进尿酸溶解与排出

材料 小米100克，大米25克，大枣4颗。

调料 红糖少许。

做法

1 小米和大米分别淘洗干净，浸泡30分钟；大枣洗净，去核。

2 锅内放小米、大米、大枣，加清水大火烧开后转小火煮至米粒开花，放红糖熬煮2分钟即可。

防治痛风功效

　　大枣富含维生素C，可促进尿酸溶解与排出，和小米搭配，对尿酸的排出大有益处。

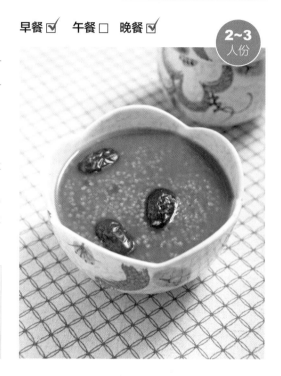

燕麦小米豆浆

早餐 ☑　　午餐 ☐　　晚餐 ☑

2~3 人份

有效缓解酸性体质

材料 红小豆50克，燕麦片、小米各25克。

调料 冰糖少许。

做法

1 红小豆用清水浸泡4小时，洗净；燕麦片淘洗干净；小米洗净。

2 将上述食材倒入豆浆机中，加水至上、下水位线间，按"豆浆"键，煮至豆浆做好，加冰糖化开即可。

防治痛风功效

　　红小豆含较多膳食纤维、钾等，搭配小米，有利尿、排尿酸的作用。

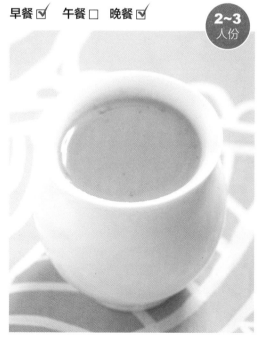

玉米

嘌呤含量低，避免尿酸在体内堆积

热量：112 千卡（鲜）（每 100 克可食部）

酸碱性：碱性√ 酸性

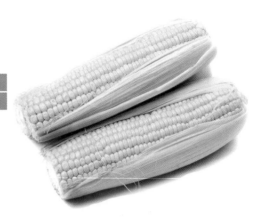

推荐用量：100 克 / 日

1 根 160 克的小（鲜）玉米可食部分 ≈ 106 克

为什么对痛风患者有益

《本草推陈》中记载："（玉米）为健胃剂，煎服亦有利尿之功。"玉米可以调中益气、健脾养肺、利水消肿，可促进尿酸排出，避免尿酸在体内堆积，防止痛风。而且，玉米嘌呤含量低，适合经常适量进食，不用担心嘌呤摄入过量。

一日三餐适宜烹调方

早 / 晚做粥： 玉米性平、味甘，可搭配大米等，适宜加入各种粥品中。

中午做饭： 可搭配其他粗粮做粗粮饭，其低嘌呤的特点不仅有利于痛风的防治，而高纤维的特点更可降低痛风患者得高血压、糖尿病和心脑血管病的风险。

三餐皆可煮、炒： 煮玉米棒、用玉米粒炒菜。

对痛风患者有益的搭配

✓ 鸡蛋 + 玉米

两者搭配能防止血液中的胆固醇水平升高，防止血液黏稠，防治痛风合并高脂血症。

✓ 玉米 + 橘子

橘子中富含维生素 C，但极易被氧化，玉米中所含的维生素 E 有较强的抗氧化作用。两者同食，可维护血管健康，有利于痛风患者预防心脑血管疾病。

玉米须苦丁茶利尿降压

取苦丁茶 2 支，干玉米须 8 克。用开水冲服饮用，可消脂减肥、利尿降压。

1. 蒸煮玉米可最大限度地激发其抗氧化剂的活性，更有利于痛风患者吸收其营养。
2. 煮玉米时，可以往水里加一点小苏打，可以充分释放其所含的烟酸，提高其营养价值。

防治痛风特效食谱星级推荐

玉米鸡蛋汤

早餐 ☑ 午餐 ☑ 晚餐 ☑

2~3
人份

防治痛风并发高脂血症

材料 鲜玉米粒100克，鸡蛋1个。
调料 盐、白糖各适量。
做法

1 玉米粒洗净，打成玉米蓉；鸡蛋取蛋黄打散。

2 玉米蓉放沸水锅中不停搅拌。

3 煮沸后，淋入鸡蛋液，加盐和白糖即可。

防治痛风功效

这款汤可以给痛风患者提供蛋白质等营养，同时可预防血液中胆固醇水平升高，保护血管，防治痛风合并高脂血症。

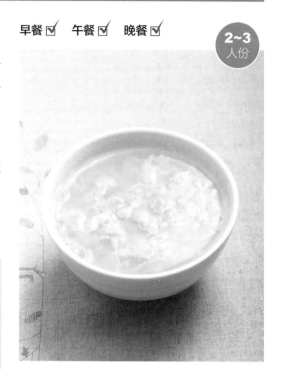

玉米红豆饭

早餐 ☐ 午餐 ☑ 晚餐 ☐

2~3
人份

有利于营养素的吸收

材料 红小豆、玉米碎、大米各 25 克。
做法

1 红小豆、玉米碎、大米分别淘洗干净；大米浸泡 30 分钟；玉米碎、红小豆各浸泡 4 小时。

2 用电饭锅做米饭，可先将浸泡好的玉米碎、红小豆入锅煮开，约 15 分钟后加入大米做成饭。

防治痛风功效

这款米饭粗细搭配，可以给人体补充膳食纤维、B 族维生素等营养素，为痛风患者提供更均衡的营养。

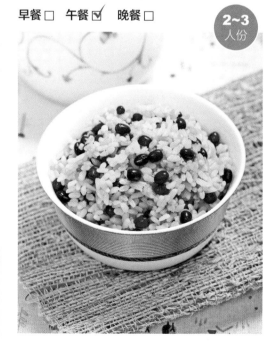

薏米

利关节，预防痛风性关节炎

热量：361 千卡（每 100 克可食部）
酸碱性：酸性 碱性√

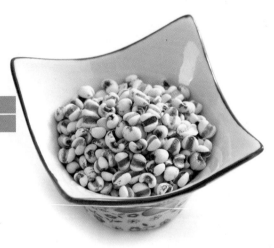

推荐用量：60 克 / 日

4 勺（15 毫升的大勺）薏米（生重）≈ 60 克

为什么对痛风患者有益

《本草正》说薏米"……以其去湿，故能利关节"。薏米中含有丰富的维生素、矿物质、蛋白质及膳食纤维等，可促进体内尿酸的排出，去水肿，利关节，对痛风性关节炎有积极的预防和治疗作用。

一日三餐最佳烹调方

早 / 晚做粥： 做粥时，适当加点大补元气的龙眼、补脾养胃的莲子、健脾利水的红小豆，有消热祛湿、去水肿和健脾的功效。晚上亦可喝碗薏米汤。

中午做饭： 薏米性偏寒，做饭时，可加点黑米、紫米、糙米等温性五谷，既可养胃，又能排尿酸。

薏米先用冷水轻轻淘洗，忌用力揉搓，然后用冷水浸泡一会儿。将泡米水与薏米同煮，有利于最大限度地吸收利用薏米中的营养成分。

对痛风患者有益的搭配

✔ 薏米 + 山药

薏米和山药同食，可以抑制餐后血糖急剧上升，并且能避免胰岛素分泌过剩，使血糖得到较好调节，是痛风合并糖尿病患者很好的选择。

✔ 薏米 + 红小豆

红小豆和薏米都具有利水消肿的功效，两者搭配，用于辅助治疗肾炎水肿的效果很好。

薏米茶去湿利尿

取薏米、生山楂各 50 克，荷叶 40 克，橘皮 25 克。将薏米炒熟，磨成粗粉。将荷叶、生山楂、橘皮皆研磨成粗末。将上述四种材料均匀混合，分成 10 份，置于可供冲泡的纸袋中。每天喝 2 ~ 3 次，去湿利尿的效果好。

◎ 防治痛风特效食谱星级推荐

薏米雪梨粥

早餐 ☑　午餐 ☐　晚餐 ☑

2~3 人份

减少尿酸堆积

材料 薏米、大米各 50 克，雪梨 1 个。

做法

1. 薏米洗净，用清水浸泡 4 小时；大米洗净，浸泡 30 分钟；雪梨洗净，去皮和蒂，除核，切丁。
2. 锅内放薏米、大米和适量清水大火煮沸，转小火煮成米粒熟烂的稀粥，放入雪梨丁煮沸即可。

【防治痛风功效】

　　梨有利尿通便、解热消暑、润燥等功效，能保护肾脏，搭配薏米煮粥，可有效减少尿酸在体内的堆积。

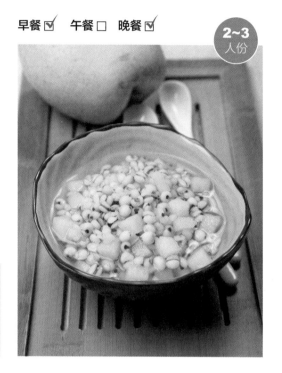

薏米山药粥

早餐 ☑　午餐 ☐　晚餐 ☑

2~3 人份

防治痛风合并糖尿病

材料 薏米、大米各 50 克，山药 30 克。

做法

1. 薏米、大米分别洗净，薏米浸泡 4 小时，大米浸泡 30 分钟；山药洗净，去皮，切成丁。
2. 锅内倒清水烧开，放薏米大火煮沸，再加入山药丁、大米，转小火熬煮至山药及米粒熟烂即可。

【防治痛风功效】

　　薏米和山药都富含膳食纤维，其碳水化合物含量也低于大米，对于患有痛风同时合并糖尿病的患者，可以用其代替白米粥。

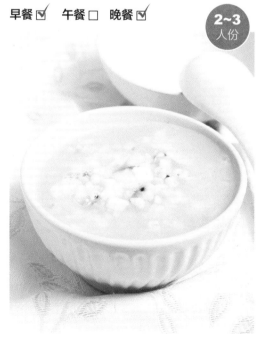

燕麦

适合痛风合并糖尿病患者食用

热量：367 千卡（每 100 克可食部）

酸碱性：碱性　酸性 √

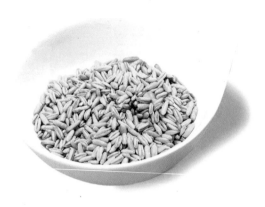

推荐用量：45 克 / 日

3 勺（15 毫升的大勺）燕麦米 ≈ 45 克

为什么对痛风患者有益

　　燕麦含有丰富的膳食纤维、钾、镁，有利于促进体内废物的排出，还能有效控制或降低血脂和血糖，很适合痛风合并高血脂和痛风合并糖尿病的患者食用。

一日三餐最佳烹调方

　　早/晚做粥、冲麦片：燕麦片用开水冲泡，加蜂蜜、牛奶即食；燕麦粒配合嘌呤含量低的大米煮粥。日常煮制基本不会影响燕麦中葡聚糖的分子量，即便煮很长时间，或用家用压力锅烹调也没有关系。所以不要担心烹煮会降低燕麦降糖、降脂、降压、提高机体免疫力的功效。

　　加点燕麦、坚果做面包：加点燕麦和坚果做面包，既防痛风又养护心脏。

对痛风患者有益的搭配

　　✓ **燕麦 + 山药**

　　燕麦搭配山药，可健身益寿，是糖尿病、高血压等患者预防痛风的佳品。

　　✓ **燕麦 + 黑米**

　　两者搭配食用，具有降低胆固醇、延缓衰老的功效。

燕麦麸皮粥预防痛风

　　燕麦麸皮、大米各 30 克，把两者一起放入锅中煮粥食用。燕麦麸皮中的膳食纤维可增加肠道脂肪的排泄，从而帮助减肥，预防痛风。

1. 选购燕麦片的时候，最好选不加任何配料的纯燕麦片，因为不含添加剂，能最大限度地摄取其营养并获得饱腹感，是痛风患者很好的选择。
2. 燕麦中含有植酸，一次不宜吃太多（45 克左右为宜），以免阻碍某些矿物质的吸收。

◉ 防治痛风特效食谱星级推荐

燕麦坚果面包

排尿酸、排脂

早餐 ☑ 午餐 ☑ 晚餐 ☑ **2~3 人份**

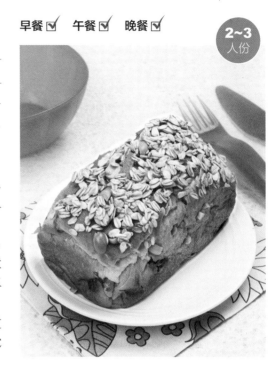

材料 强力粉 350 克，燕麦片、全麦粉各 75 克，葡萄干 10 克，坚果 15 克，糖渍柠檬皮 50 克，鲜酵母 15 克。

做法

1 将强力粉、水、全麦粉、鲜酵母、葡萄干、柠檬皮和坚果一起放入盆中和成面团，发酵 30 分钟。

2 经发酵的面团分割成每块 200 克，在室温下静置 20 分钟，制成棒状或圆形面包生坯，并在表面喷水后撒上燕麦片。

3 成型后的面包生坯在 30℃条件下发酵 50 分钟，然后放入温度为 220℃ 的烤箱中烘烤 40 分钟即可。

燕麦南瓜粥

促进尿酸排出

早餐 ☑ 午餐 ☐ 晚餐 ☑ **2~3 人份**

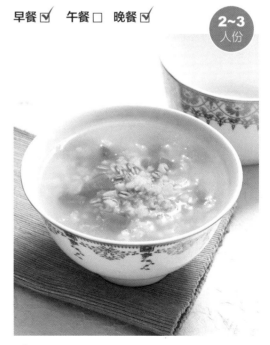

材料 燕麦粒 20 克，大米 30 克，南瓜 200 克。

做法

1 大米洗净，用清水浸泡 30 分钟；南瓜洗净，切块；燕麦粒洗净，浸泡 4 小时。

2 将大米、燕麦粒放入煮锅中，加适量水，用大火煮沸后，用小火煮 1 小时。

3 加入南瓜块，小火煮 10 分钟。

防治痛风功效

燕麦和大米、南瓜搭配的这款粥，可降血糖、降血压，促进尿酸排出，非常适合痛风患者食用。

每餐不少于 200 克，不用煎炸，适当添加中嘌呤食材

蔬菜嘌呤含量低

大多数蔬菜仅含少量嘌呤，维生素及膳食纤维的含量通常较高，有利于降低血脂、血压，碱化尿液，促进尿酸排出，是痛风及合并高脂血症、高血压、肥胖患者每天都应吃的食物。

蔬菜中的膳食纤维有助于痛风患者控制体重

超重或肥胖的痛风患者应逐渐减轻体重，适当控制热量的摄入，少吃高热量高脂肪食物。蔬菜就是超重或肥胖痛风患者一个不错的饮食选择。蔬菜不仅热量低，而且含有丰富的膳食纤维，膳食纤维可以增强饱腹感，控制食物的摄入量，同时不让痛风患者感到饥饿。

蔬菜提供维生素 C，且热量极低

蔬菜中主要是水分，所以能量极低，同时嘌呤含量在所有食物种类中也属于低的。对于痛风患者来说，适当控制其他饮食，并以蔬菜来代替，是值得大力推荐的。另外，我们每天需要的维生素 C 几乎全部来自于蔬菜和水果。

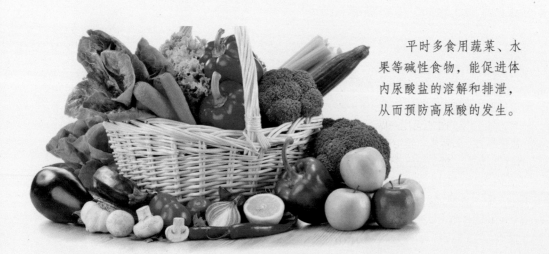

平时多食用蔬菜、水果等碱性食物，能促进体内尿酸盐的溶解和排泄，从而预防高尿酸的发生。

蔬菜中的钾有助于排尿酸

人体内的矿物质中，钾的含量仅次于钙、磷，居第三位。对痛风患者来说，钾可减少尿酸沉淀，有助于尿酸排出。人体可通过食用富含钾的食物来补充钾，比如很多蔬菜中含有钾元素。

蔬菜每餐不少于 200 克

按照中国营养学会推荐的中国居民平衡膳食宝塔建议，每人每天应吃400 ~ 500 克蔬菜。痛风患者为了缓解病情，应该摄入更多的蔬菜，每餐不要少于200 克。

最好用凉拌的方式烹调蔬菜，不要煎炸

蔬菜含有较多的类胡萝卜素、维生素 C 及多种抗氧化成分，煎炸等高温烹调方式会导致一些营养成分被分解破坏。保存蔬菜营养的最好烹调方式是凉拌。对一些根茎类蔬菜，也可以选择蒸、余的方式烹调。炒制时，要大火快炒，能更好地保存其营养价值。

适当食用中嘌呤蔬菜

有些蔬菜虽然是中嘌呤蔬菜，但由于是植物性食物，并且富含膳食纤维等有益于缓解痛风的营养素，痛风患者平时可以适量食用，但在急性发作期慎食。这类蔬菜主要有韭菜、菜花、四季豆、茼蒿、油菜等。

 大医生悄悄告诉你

控油兼顾美味的烹饪方法

1. 炒菜之后控油。菜炒熟后，将菜锅斜放 2 ~ 3 分钟，让菜里的油流出来，再装盘。这些蔬菜如青椒、豆角、荸荠、莴笋等，吸油较少，非常适合这种方法。

2. 控出的油脂可用来做菜。炒菜时，有很多营养素可能会溶于油脂当中，如胡萝卜素、番茄红素、叶黄素、维生素 K 等多种营养成分都是脂溶性的，扔掉油非常可惜，可以换个方法加以利用。炒菜控出的油，可用来做凉拌菜、做汤，味道比色拉油更香，最好一餐就用掉，而且不要再次加热。

3. 凉拌菜最后放油。凉拌菜到最后一步，再放几滴香油或橄榄油，马上食用。这样做，不仅油的香气可以有效散发出来，而且食物还没有来得及吸收油脂，摄入的油脂自然也就少了。

黄瓜

促进多余尿酸排泄

热量：16 千卡（每100 克可食部）

酸碱性：碱性√ 酸性

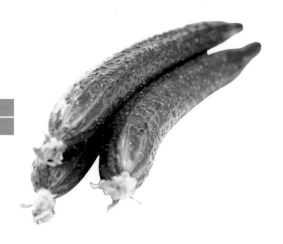

推荐用量：100 克 / 日

1 根中等大小的黄瓜 ≈ 100 克

为什么对痛风患者有益

痛风患者经常食用黄瓜，可帮助机体排出多余的尿酸。黄瓜含有的丙醇二酸可抑制糖类转化为脂肪，有效降低血胆固醇，适合痛风合并肥胖、糖尿病患者食用。

一日三餐最佳烹调方

早 / 晚餐榨汁、凉拌：黄瓜多汁，榨汁或凉拌均可，其中的纤维素既能加速肠道腐坏物质的排泄，又能降低胆固醇。因此，痛风合并肥胖、高胆固醇血症和动脉硬化的患者，常吃黄瓜，对身体是大有益处的。

三餐皆宜炒食：黄瓜是很适合炒食的一种蔬菜，可以和嘌呤含量低的瘦肉、水发黑木耳、青椒等一起炒食。

加餐：正在减饭量的痛风患者，还可以在饭前吃上半根黄瓜，这样可减少正餐的饭量。

对痛风患者有益的搭配

✔ 黄瓜 + 水发黑木耳

黄瓜具有利尿的功效，而水发黑木耳中的植物胶质有较强的吸附力，两者搭配可起到清肠排毒、降低血脂、利尿、排尿酸的作用。

✔ 黄瓜 + 豆腐

两者搭配有降压降脂的功效，也不用担心嘌呤摄入过多。

醋煮黄瓜消水肿

取黄瓜 1 根，醋适量。将黄瓜分为两部分，一半用醋煮烂，另一半用水煮烂即可。两者一起饮用，可清热利尿，帮助痛风患者消除水肿。

熟吃黄瓜最好的方法是把黄瓜切成块状煮着吃，因为煮黄瓜具有非常强的排毒作用，能把机体吸收的脂肪、盐分等排出体外。

◎ 防治痛风特效食谱星级推荐

木耳拌黄瓜

早餐 ☑　午餐 ☐　晚餐 ☑

2~3 人份

利尿、降脂

材料 水发黑木耳、黄瓜各 100 克。
调料 醋 10 克，盐 3 克，辣椒油 2 克。
做法

1 水发黑木耳洗净，焯透，捞出，切丝；黄瓜洗净，切丝；将醋、盐和辣椒油拌匀，制成调味汁。
2 取盘，放入黄瓜丝和黑木耳丝，淋入调味汁拌匀即可。

> **防治痛风功效**
> 水发黑木耳可促进肠道内废物的排出，黄瓜有利尿作用。两者搭配，可辅治痛风患者并发高脂血症。

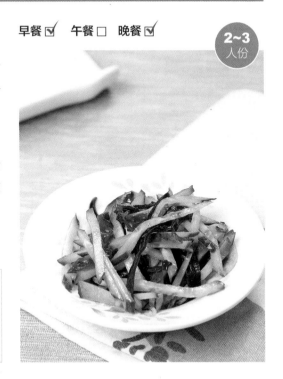

黄瓜柠檬饮

早餐 ☑　午餐 ☐　晚餐 ☑

2~3 人份

预防痛风

材料 黄瓜 200 克，柠檬 50 克。
做法

1 黄瓜洗净，切丁；柠檬去皮，切块。
2 将黄瓜、柠檬放入榨汁机中，加入适量饮用水搅打均匀即可。

> **防治痛风功效**
> 黄瓜可促进尿酸的排出，避免尿酸在体内的沉积和痛风石在骨关节的沉淀，从而预防痛风。

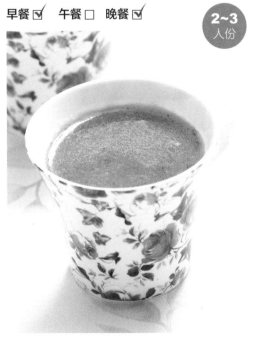

冬瓜
利小便，促进尿酸排出

| 热量：12 千卡（每 100 克可食部） |
| 酸碱性：碱性√ 酸性 |

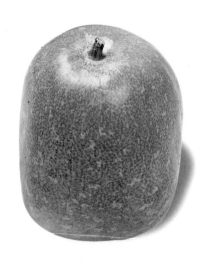

推荐用量：100 克 / 日

厚 1 ～ 2 厘米的一大块冬瓜 ≈ 100 克

为什么对痛风患者有益

冬瓜有利小便、利湿祛风的功效。所含的维生素 C 有助于降低血液中的尿酸水平，预防关节疼痛。加上冬瓜本身几乎不含脂肪，而且热量低，是肥胖人士减肥的好选择，减肥的同时也可防止尿酸过高。

一日三餐最佳烹调方

三餐皆宜蒸、煮、炒：痛风患者适合把冬瓜煮着吃或清蒸，早、晚餐食用更佳。

餐前喝汤：餐前可喝碗冬瓜汤（冬瓜连皮 30 ～ 60 克，水煎服，常饮可减轻体重，降低血脂），餐后半小时可吃些水果，且以带酸味的为佳，这样有助于消食、去脂。

对痛风患者有益的搭配

☑ 冬瓜 + 白菜

两者搭配有润肠减肥、通便利尿的功效，适合肥胖、痛风患者食用。

☑ 冬瓜 + 海带

冬瓜和海带搭配食用，具有降压降脂、清热利尿的功效，适合高血压或高脂血症患者食用，可降低痛风的患病风险。

☑ 冬瓜 + 鸭肉

冬瓜含叶酸，鸭肉含维生素 B_{12}，两者都是造血所需的营养素，可帮助痛风患者预防贫血，增强食欲。

冬瓜皮汤改善小便不利症状

取鲜冬瓜皮 90 克。将冬瓜皮切丝，放入锅内，加入清水适量，煎取汤汁饮用。每天 1 剂，能够改善小便不利症状，促进尿酸排出，预防痛风性肾病。

> 1. 冬瓜皮有利尿消肿的作用，煮汤时连皮一起煮，利尿效果更明显。吃的时候把冬瓜皮吐掉就行了。
> 2. 烹制冬瓜时，盐要少放、晚放，这样不但口感好，还能控制食盐摄入量。

防治痛风特效食谱星级推荐

冬瓜海带汤

利尿、减肥

早餐 ☑   午餐 ☑   晚餐 ☑   2~3 人份

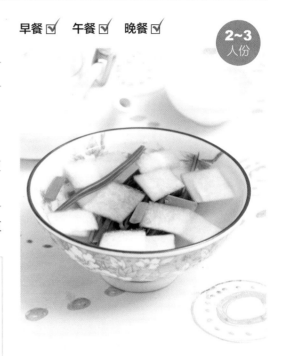

材料 冬瓜 150 克，海带 50 克。
调料 盐 2 克，葱段 5 克。
做法

1 冬瓜洗净，去皮、瓤，切块，皮洗净；海带泡软洗净，切条。
2 锅内倒适量清水，放入冬瓜、冬瓜皮、海带煮沸，撒上葱段，放盐调味，挑出冬瓜皮即可。

防治痛风功效

　　这道汤富含膳食纤维，热量不高，不仅具有利尿功效，而且可以促进体内废弃物的排出，避免尿酸升高，有利于减肥。

微波茄汁冬瓜

瘦身，预防肥胖并发痛风

早餐 ☑   午餐 ☑   晚餐 ☑   2~3 人份

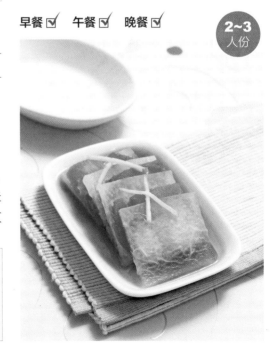

材料 冬瓜片 400 克，番茄片 50 克。
调料 盐 2 克，姜丝 5 克。
做法

1 将盐加纯净水对成味汁。
2 冬瓜片放在微波器皿中，撒姜丝，在冬瓜片缝隙间摆好番茄片，加味汁，覆盖保鲜膜，扎 4 个小孔，放入微波炉大火 10 ~ 12 分钟即可。

防治痛风功效

　　这道菜热量低，并且用微波炉制作，不用加油类，减少了菜肴中的油脂量，适合肥胖的痛风患者食用。

苦瓜

痛风合并糖尿病患者的 "植物胰岛素"

热量：22 千卡（每 100 克可食部）

酸碱性：碱性 √ 酸性

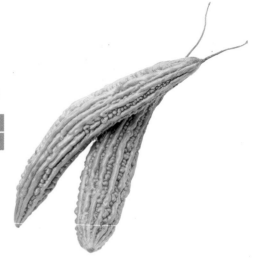

推荐用量：50 克 / 日

中等大小的苦瓜 1/2 根 ≈ 50 克

为什么对痛风患者有益

苦瓜属于低脂肪、低嘌呤的碱性食物，富含钾、维生素 C，具有利尿、促进尿酸排泄的作用。此外，苦瓜还有"植物胰岛素"之称，所含的苦瓜苷和类似胰岛素的物质有显著的降糖效果，因此适合痛风伴糖尿病患者食用。

一日三餐适宜烹调方

早餐榨汁、凉拌： 苦瓜榨汁时，如果怕太苦，可加入柠檬汁，既能调节口味，还能稳定餐后血糖，预防痛风合并糖尿病。

三餐皆宜清炒、做汤： 苦瓜宜急火快炒，不宜长时间炖煮；若感觉口味苦、难下咽，可加点白醋。

对痛风患者有益的搭配

✔ 茄子 + 苦瓜

两者搭配食用，是痛风并发心血管病患者的理想菜品。

✔ 胡萝卜 + 苦瓜

苦瓜和胡萝卜均具有降糖作用，两者同食有促进肾上腺素合成、降血压、降血糖、降血脂、强心作用。

✔ 猪瘦肉 + 苦瓜

苦瓜中的维生素 C 搭配猪瘦肉中的铁，能促进痛风患者吸收铁，增强体质。

苦瓜粉防治痛风并发糖尿病

将苦瓜晒干、研粉，于饭前 1 小时食用。苦瓜粉有助于控制血糖，适合痛风并发糖尿病患者食用。

1. 痛风合并糖尿病患者宜喝 3 ~ 4 杯苦瓜茶。将苦瓜切成 1 ~ 2 毫米厚的薄片，用平底锅干炒至水分干、变褐色，放凉后装入密封罐，加热水浸泡后饮用。
2. 由于苦瓜含有草酸，会影响钙的吸收，痛风患者在食用苦瓜时，可在烹饪前用沸水焯一下。

◎ 防治痛风特效食谱星级推荐

凉拌苦瓜

降低血中尿酸浓度

早餐 ☑　午餐 ☐　晚餐 ☑　2~3 人份

材料　苦瓜 200 克。

调料　盐 3 克，香油 5 克，花椒少许，
　　　干红辣椒段 6 克，植物油适量。

做法

1　苦瓜洗净，切片，放凉开水中泡
　　30 分钟，捞出，焯熟，沥干。

2　锅置火上，放油烧热，放入花椒、
　　干辣椒段爆香，将油淋在苦瓜上，
　　加盐、香油拌匀即可。

防治痛风功效

　　苦瓜用凉拌的方式制作，可更
好地保存其中的维生素 C，发挥其
降低血尿酸水平的作用。

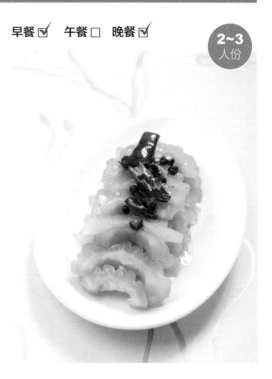

苦瓜煎蛋

调理痛风合并糖尿病

早餐 ☑　午餐 ☑　晚餐 ☑　2~3 人份

材料　鸡蛋 3 个，苦瓜 100 克。

调料　葱末 5 克，盐 2 克，植物油、
　　　料酒各适量，胡椒粉少许。

做法

1　苦瓜洗净，切丁，焯烫；鸡蛋打
　　散；将两者混匀，加葱末、盐、
　　胡椒粉和料酒调匀。

2　锅置火上，倒入油烧至六成热，
　　倒入蛋液，煎至两面金黄即可。

防治痛风功效

　　苦瓜搭配鸡蛋，既可给痛风患
者补充营养，又可以辅助治疗痛风
并发糖尿病。

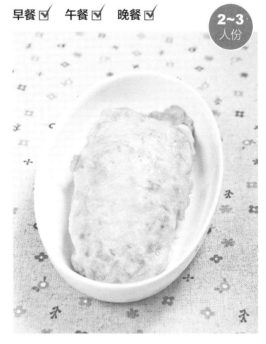

丝瓜

通经络，减少尿酸盐结晶沉积

热量：21 千卡（每100 克可食部）
酸碱性：碱性√ 酸性

推荐用量：60 克 / 日

中等大小的丝瓜 1/4 根 ≈ 60 克

为什么对痛风患者有益

现代营养学认为，丝瓜含有皂苷类物质，具有一定的强心、利尿作用。痛风患者常食丝瓜可活血通络、利尿、排尿酸，减少尿酸盐结晶在软组织的沉积。

一日三餐最佳烹调方

三餐皆宜做汤、炒：痛风患者最宜喝丝瓜汤，炒丝瓜、做丝瓜盅也是不错的选择，三餐皆宜食用，口感清香爽滑，强心、利尿效果佳。

烹调时应注意尽量保持清淡，少放油，且烹煮时不宜加酱油或豆瓣酱等口味较重的酱料，以免抢味。

对痛风患者有益的搭配

✅ 丝瓜 + 猪瘦肉

两者搭配，具有清热利肠、解暑除烦的功效，可以帮助痛风患者减少体内尿酸沉积。

✅ 丝瓜 + 菊花

两者同食能够起到清热解毒、清肺排毒的作用。

✅ 丝瓜 + 鸡蛋

丝瓜中富含叶酸，与含有蛋白质的鸡蛋搭配食用，有助于蛋白质合成，有利于痛风患者急性发作后恢复体能。

老丝瓜汤清热祛风湿

取当年新收的老丝瓜 3 根。将老丝瓜洗净、切碎，用水煮开，小火熬煮 1 小时，然后放入冰箱冷藏即可（可存放 3 天）。此汤具有清热祛风湿的功效，对治疗痛风性关节炎有帮助。

---

1. 凉拌丝瓜尖（丝瓜藤）具有通筋活络的作用，痛风患者不妨一试。
2. 丝瓜这样不变黑：将丝瓜去皮切成大块后，放在一只大碗里，然后撒上一些盐，抓匀，再放一会儿丝瓜就不会变黑了。

防治痛风特效食谱星级推荐

丝瓜魔芋汤

消脂、清热利水

早餐 ☑ 午餐 ☑ 晚餐 ☑   2~3 人份

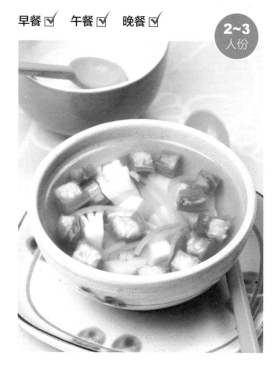

材料 丝瓜 200 克，魔芋 100 克，绿
　　 豆芽 30 克。

调料 盐适量。

做法

1 将丝瓜洗净去皮、切块；绿豆芽
　 洗净；魔芋用热水泡洗。

2 锅内倒入清水煮开，放入丝瓜、
　 魔芋，煮 10 分钟左右，放入绿豆
　 芽稍煮一下，加盐调味即可。

防治痛风功效

　　丝瓜、魔芋、绿豆芽三者热量
低、膳食纤维含量高，可增强饱腹
感，有利于减肥，还可清热利水。

丝瓜炒鸡蛋

减少油脂摄入

早餐 ☑ 午餐 ☑ 晚餐 ☑   2~3 人份

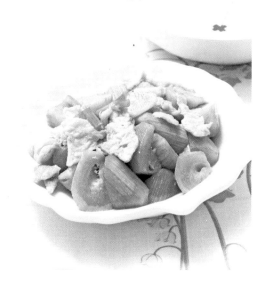

材料 丝瓜 200 克，鸡蛋 100 克。

调料 盐 3 克，葱段 5 克，植物油适量。

做法

1 丝瓜去皮洗净，切成滚刀片，放
　 入开水中焯一下；鸡蛋打散，炒
　 熟后盛出。

2 锅内用油爆香葱段，加入焯过水
　 的丝瓜，加盐翻炒 30 秒，加入备
　 好的炒蛋，翻炒均匀即可。

防治痛风功效

　　丝瓜用水焯过再炒，会减少用
油量，从而减少痛风患者油脂的摄
入，有利于血管健康。

南瓜
痛风合并肥胖患者的极佳选择

热量：23 千卡（每 100 克可食部）

酸碱性：碱性√ 酸性

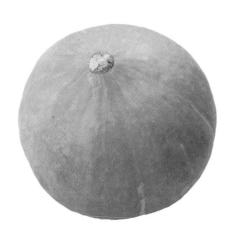

推荐用量：100 克 / 日

直径 10 厘米的南瓜切取 1/3 大小的一块 ≈ 100 克

为什么对痛风患者有益

南瓜是碱性食物，嘌呤含量极低，可以减少尿酸在体内的生成量，且热量低、水分含量相对较高，同时高钾低钠，既能避免肥胖，又能利尿，适合痛风患者食用。

一日三餐适宜烹调方

早 / 晚餐做粥：小米和南瓜是绝配，做成粥，利尿效果佳，还可健胃消食、润肺益气、化痰排脓、止咳平喘。

中餐蒸食：可以单独蒸，也可和米饭一起蒸食，使米饭的口感更好、营养更丰富，更适合痛风患者食用。

对痛风患者有益的搭配

✔ 南瓜 + 绿豆

绿豆和南瓜两者搭配食用，有清热解暑、利尿通淋的效果，是夏日的理想食品。

✔ 南瓜 + 红薯

两者均富含膳食纤维，且嘌呤含量都很低，搭配食用，能够预防高尿酸血症。

南瓜茶适合血尿酸升高者

取干南瓜片 25 克。将干南瓜片放入大杯中，冲入适量温水，盖上杯盖闷 15 ～ 20 分钟。血尿酸升高和肥胖者可用此茶代替饮料。

1. 烹调南瓜时宜切大块，这样可延缓血糖升高速度，并容易产生饱腹感，痛风伴有肥胖和糖尿病的患者更应该选择这种方法。
2. 南瓜去皮越少越好，因为距离南瓜皮近的部分营养很丰富。
3. 老南瓜水分含量较低，糖分和淀粉含量较高，而嫩南瓜水分足，含糖分相对较低，植物蛋白含量相对较高，更适合痛风患者食用。

南瓜沙拉

利尿、降血脂

早餐 ☑ 午餐 ☑ 晚餐 ☑   **2~3**人份

材料 南瓜 300 克，胡萝卜 50 克，豌豆 30 克。

调料 沙拉酱 10 克，盐 3 克。

做法

1 南瓜去皮、瓢，洗净，切块；胡萝卜洗净，切丁；南瓜、胡萝卜、豌豆煮熟后捞出，晾凉。

2 将南瓜块、胡萝卜丁、豌豆盛入碗中，加入沙拉酱、盐拌匀即可。

防治痛风功效

这款沙拉有利尿、防治血脂异常的作用，适合搭配其他主食。

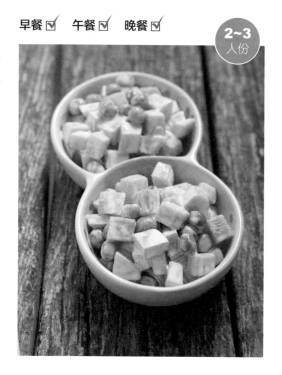

绿豆南瓜汤

利尿通淋

早餐 ☑ 午餐 ☐ 晚餐 ☑   **2~3**人份

材料 绿豆 50 克，南瓜 150 克。

做法

1 绿豆淘洗干净，用清水浸泡 3 ~ 4 小时；南瓜去皮，除瓢和籽，切块。

2 锅中放入绿豆及适量清水，大火烧沸转小火煮至绿豆八成熟，下入南瓜块煮至熟软即可。

防治痛风功效

南瓜、绿豆煮汤食用，其中的膳食纤维、钾等营养素被充分释放出来，更容易被人体吸收利用，利尿通淋的功效更佳。

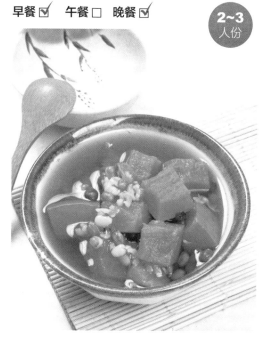

番茄

溶解更多尿酸

热量：20 千卡（每 100 克可食部）

酸碱性：碱性✓ 酸性

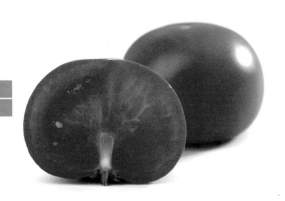

推荐用量：200 克 / 日

2 个中等大小的番茄≈ 200 克

为什么对痛风患者有益

番茄含有维生素 C、维生素 P、番茄红素等，可有效降低体内胆固醇含量，预防动脉粥样硬化和冠心病，调节代谢，促进尿酸的排出；且番茄含有丰富的钾及碱性物质等，有利尿作用，对痛风患者有很好的辅助治疗作用。

一日三餐适宜烹调方

早 / 晚餐榨汁：番茄皮中含有大量的番茄红素，因此最好带皮打汁。

三餐皆宜凉拌、热炒、做汤：番茄可单独凉拌，也与鸡蛋、豆腐、山药、土豆、菜花、西葫芦等炒食。加热时间不要过长，以免番茄中的番茄红素被分解掉。

加餐：番茄亦蔬亦果的特性也非常适合作为加餐。既可以单独用番茄作加餐，也可以与其他食物，如酸奶、饼干等一起食用。

对痛风患者有益的搭配

✓ 番茄 + 鸡蛋

经常把两者搭配起来食用，不但能美容养颜，而且可降低血液中的脂肪含量，预防痛风并发高脂血症。

✓ 番茄 + 芹菜

番茄和芹菜两者搭配，具有降血压、降血脂、健胃消食的作用。

番茄汁对口腔炎症有益

口腔发炎时，可以将番茄打成汁，含在嘴里数分钟，一日数次，有消炎的作用。

番茄生食、熟食都可以。番茄中的维生素 C 加热易氧化，生吃有利于维生素 C 的吸收利用。番茄含有丰富的番茄红素和胡萝卜素，这些物质属于脂溶性物质，因此，炒食或做汤食用，食疗效果也很好。

防治痛风特效食谱星级推荐

番茄炒鸡蛋

早餐 ☑ 午餐 ☑ 晚餐 ☑   2~3 人份

促进营养素的吸收

材料 番茄 200 克，鸡蛋 100 克。

调料 葱末、姜末各 5 克，盐 3 克，植物油适量。

做法

1 鸡蛋打散，炒熟，盛出；番茄洗净，切块。

2 锅内放油烧热，爆香葱末、姜末，倒番茄炒出汁，加鸡蛋炒匀，加盐即可。

防治痛风功效

番茄红素是抗氧化物质，能保护血管，搭配鸡蛋用油炒能促进其吸收利用。

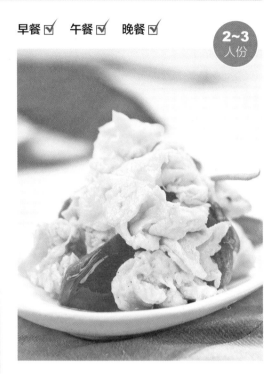

芹菜番茄汁

早餐 ☑ 午餐 ☑ 晚餐 ☑   2~3 人份

预防"三高"导致的痛风

材料 番茄 50 克，芹菜 25 克。

调料 柠檬汁适量。

做法

1 将番茄洗净，切小块；芹菜洗净，切小段。

2 将番茄、芹菜放入榨汁机中，倒入饮用水，榨汁后加入柠檬汁即可。

防治痛风功效

芹菜番茄汁可降低血脂，防止血压升高，提高胰岛素敏感性，对"三高"导致的痛风有很好的预防效果。

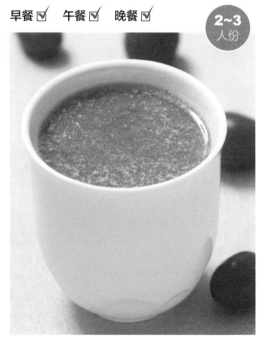

芹菜
适合痛风急性期食用

热量：17 千卡（每 100 克可食部）
酸碱性：碱性√ 酸性

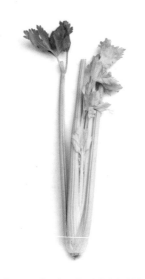

推荐用量：100 克/日

一棵长约 40 厘米的芹菜 ≈ 100 克

为什么对痛风患者有益

芹菜具有清热、消肿、利尿、净血、降血压、镇静、通便等功效，且基本上不含嘌呤。在痛风急性发作时，关节局部发热、疼痛、红肿，芹菜的上述功效正好可以派上用场，因此芹菜很适合痛风急性期患者食用。

一日三餐适宜烹调方

早/晚餐做粥、榨汁：芹菜茎做凉拌菜或榨汁，芹菜叶可煮粥食用。

晚餐包饺子：把芹菜连叶一起洗净剁碎，与肉馅按 1∶1 的比例搅拌均匀，放入少许调味料，做出来的饺子味道鲜香、嘌呤含量低，适合痛风患者食用。

三餐皆可凉拌、炒制：芹菜凉拌可以最大限度地保存其营养，尤其是伴有高血压、高血脂的患者。炒芹菜油温不要太高，这样可减少营养流失。

对痛风患者有益的搭配

✅ 芹菜 + 花生

花生具有止血、润肺，以及降血压、降胆固醇等功效；芹菜具有清热、利尿、平肝、明目和降血压的功效。两者同食可改善脑血管循环、利尿、降血压。

✅ 土豆 + 芹菜

两者同食可起到降血压、缓解疲劳、防治便秘、健脾除湿的作用。

芹菜根水利尿、降血压

取芹菜根 60 克。将芹菜根洗净，然后用水煎服。这款饮品有清热除烦、平肝、利尿消肿等作用，对高血压、痛风等有很好的辅助治疗效果。

芹菜叶和芹菜根的营养价值较高，不能轻易丢弃。所以，在食用芹菜时除摘掉烂叶、黄叶外，应茎、叶、根同食。芹菜叶味苦，可先用开水烫一下再做汤、菜。

防治痛风特效食谱星级推荐

红椒拌芹菜

预防高尿酸血症

材料 芹菜 200 克，红柿子椒 50 克。
调料 葱花 5 克，盐 2 克，植物油适量。
做法

1 芹菜洗净、切段，焯透后捞出；红柿子椒洗净，去蒂、籽，切丝。
2 锅内倒油烧热，炒香葱花，放入装有芹菜段和红柿子椒丝的碗中，用盐调味即可。

防治痛风功效

芹菜可利尿，红柿子椒中的维生素可降低血液中的尿酸水平。两者搭配，可更好地避免尿酸在体内的沉积，预防高尿酸血症。

早餐 ☑ 午餐 ☑ 晚餐 ☑   2~3 人份

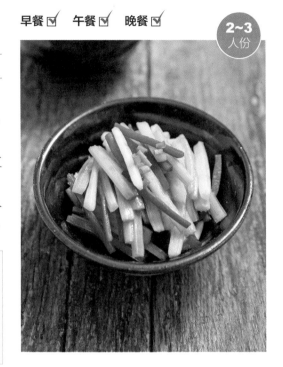

百合西芹苹果汁

缓解痛风患者的关节炎症

材料 西芹、苹果各 80 克，鲜百合 30 克。
调料 柠檬汁适量。
做法

1 西芹洗净，切小段；鲜百合瓣开，洗净；苹果洗净，去皮、核，切丁。
2 将西芹段、鲜百合、苹果丁一同放入榨汁机中，加入适量饮用水搅打成汁后倒入杯中，加柠檬汁调匀即可。

防治痛风功效

这道汁不仅嘌呤含量低，而且含有能够促进尿酸排出的营养素，从而缓解痛风患者的关节炎症。

早餐 ☑ 午餐 ☐ 晚餐 ☑   2~3 人份

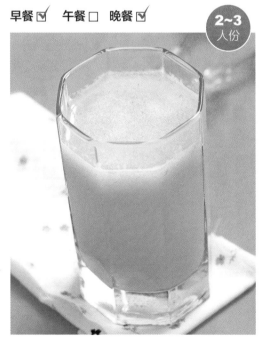

土豆

低嘌呤、高钾

热量: 77 千卡（每 100 克可食部）
酸碱性：碱性√ 酸性

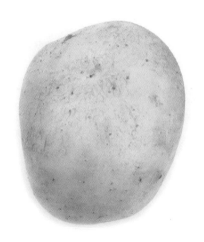

推荐用量：150 克 / 日

一个偏小的土豆≈ 150 克

为什么对痛风患者有益

土豆属于低热量食物，富含钾和维生素 C，有碱化尿液、利尿的作用，有利于尿酸的排泄，进而降低血液中的尿酸水平。此外，土豆营养非常丰富，嘌呤含量低，痛风患者可经常食用。

一日三餐适宜烹调方

三餐皆宜炒、蒸、煮、做汤： 加醋清炒是比较健康的做法；也可用 1/3 的土豆泥和 2/3 的面粉混合，做成软饼吃；也可搭配小米等做粥。土豆生糖指数受烹饪方法的影响很大，连皮整个煮的土豆会保持很低的生糖指数，但一旦加工成土豆泥或者土豆粉糊，淀粉就转化成为"快糖"，会导致生糖指数直线上升。血糖偏高的痛风患者要特别注意，烹饪时尽量切大块。此外，土豆含淀粉较多，食用时要适当减少主食量。

对痛风患者有益的搭配

✔ 土豆 + 青椒

土豆能健脾补气，青椒富含多种维生素，尤其是维生素 C 含量丰富，维生素 C 有利于降低血液中的尿酸水平。两者搭配食用，能提高痛风患者的免疫力。

✔ 土豆 + 芹菜

两者同食可起到降血压、缓解疲劳、防治便秘、健脾除湿的作用。

土豆片可帮助消除痛风硬结

取土豆 1 个。把土豆洗净后切片，敷于肿痛处。土豆有消炎解毒、消肿止痛的作用，对消除痛风硬结、水肿等，都有不错的效果。

土豆的蛋白质含量与谷物相似，但热量大大低于谷类。同时膳食纤维含量较高。每天用土豆代替一餐的谷类，不但有助于控制体重，还可以缓解便秘症状。

◉ 防治痛风特效食谱星级推荐

土豆小米粥

排尿酸、护肾

早餐 ☑   午餐 ☑   晚餐 ☑   2~3 人份

材料 土豆 100 克，小米 60 克，大米 20 克。

调料 葱末、香菜末各 5 克，盐 2 克。

做法

1 土豆去皮，洗净，切小丁；小米和大米分别淘洗干净。

2 锅内放土豆丁、小米、大米和清水烧开，转小火煮至米粒熟烂，加盐，撒上葱末、香菜末即可。

防治痛风功效

土豆中含钾，可利尿、预防高尿酸血症；小米可保护肾脏。两者搭配，可排尿酸、护肾。

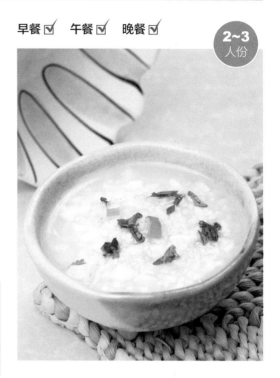

醋熘土豆丝

预防体内尿酸蓄积

早餐 ☑   午餐 ☑   晚餐 ☑   2~3 人份

材料 土豆 300 克。

调料 醋 10 克，花椒 2 克，葱花、姜丝各 5 克，盐 4 克，植物油适量。

做法

1 土豆去皮洗净，切丝，浸泡 5 分钟。

2 锅内放油烧热，先将花椒炸香，捞出，再放入葱花、姜丝，随即放入土豆丝翻炒至八成熟，再加入醋、盐翻炒即可。

防治痛风功效

土豆和醋都是低热量低嘌呤食物，两者搭配可减少体内尿酸含量。

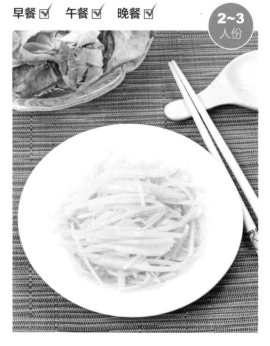

红薯
适合痛风合并肥胖者食用

| 热量：106 千卡（每 100 克可食部） |
| 酸碱性：碱性√ 酸性 |

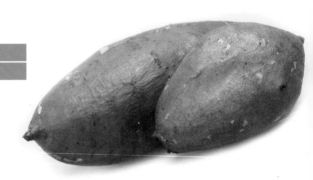

推荐用量：150 克 / 日

1 个偏小的红薯 ≈ 150 克

为什么对痛风患者有益

红薯的热量只有同等重量大米的 1/3，且几乎不含脂肪和胆固醇，是很好的低脂肪、低热量食品，有利于痛风合并肥胖者控制体重。此外，红薯中含有大量的膳食纤维和钾，有利于利尿、降血压。

一日三餐适宜烹调方

早 / 晚餐煮粥：红薯宜与大米、小米、玉米等一起煮成粥。

中 / 晚餐做饭或炒食：红薯饭会提高饱腹感、减少热量吸收；红薯与土豆都是富含淀粉的食物，两者在吃法上有一些相通之处，土豆的很多做法也很适合于红薯，如清炒红薯丝、红薯丁炒饭等。

三餐皆可蒸食：但要注意减少一天中其他主食的量。

对痛风患者有益的搭配

✔ **红薯 + 芹菜**

两者都有降血压的功效，而且嘌呤、脂肪含量都较低，痛风并发高血压患者可经常食用。

红薯叶炖冬瓜利尿控糖

取鲜红薯叶 50 克，冬瓜 200 克。红薯叶洗净。冬瓜削皮去瓤，切小块。锅内倒清水煮开，倒冬瓜块煮至软烂，放入红薯叶，待汤锅继续沸腾时起锅即可。这款汤具有利尿降糖的功效，适合痛风及痛风合并糖尿病患者饮用。

> 1. 红薯和米面搭配着吃，可以实现蛋白质的互补，有利于痛风患者的营养补充。
> 2. 红薯宜蒸食或煮食，这样其功效能得到最大限度发挥。一定要将红薯蒸熟煮透，因为高温能破坏红薯中的氧化酶，缓解食后出现的腹胀、胃灼热、打嗝、反胃等不适感。

防治痛风特效食谱星级推荐

小米红薯粥

早餐 ☑   午餐 □   晚餐 ☑

2~3
人份

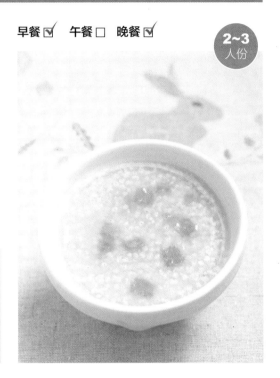

预防肾脏病变

材料 小米 50 克，红薯 75 克。
做法

1 小米淘洗干净，浸泡 30 分钟；红薯洗净，去皮，切块。

2 锅置火上，加适量清水煮沸，放入小米，用大火煮沸，放入红薯块，转小火熬煮 20 分钟即可。

防治痛风功效

红薯具有利尿、降血压的功效，小米可排尿酸、保护肾脏。两者搭配，可以减少尿酸在肾脏的沉积，帮助痛风患者预防肾脏病变。

姜汁红薯条

早餐 ☑   午餐 ☑   晚餐 ☑

2~3
人份

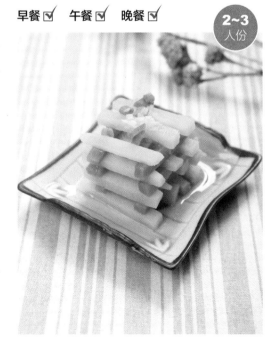

维持体内酸碱平衡

材料 红薯 300 克，胡萝卜 50 克。
调料 生姜 10 克，葱花 5 克，香油、盐各适量。

做法

1 红薯去皮，洗净，切成粗条；胡萝卜去皮洗净，切条；生姜去皮，切末，捣出姜汁，加盐、香油调成调味汁备用。

2 锅内放入适量水煮沸，放入红薯条、胡萝卜条煮熟，捞出沥水，码入盘中，将调味汁淋到红薯条、胡萝卜条上，再撒上葱花即可。

洋葱
适合痛风合并高血压患者食用

热量：40 千卡（每 100 克可食部）
酸碱性：碱性√ 酸性

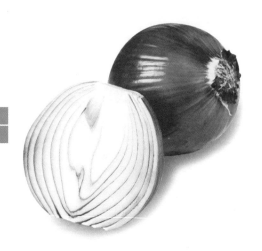

推荐用量：50 克 / 日

中等大小的洋葱 1/4 个 ≈ 50 克

为什么对痛风患者有益

洋葱不仅嘌呤含量低，而且含有前列腺素 A 和较多的钾，能有效降低血压和血尿酸水平。中医认为，洋葱有祛痰利尿、健胃润肠、解毒杀虫等功能，有利于缓解痛风病情。

一日三餐适宜烹调方

早 / 晚餐榨汁或凉拌： 洋葱榨汁或凉拌能更好地发挥其降血尿酸的功效。

午餐做肉时宜搭配洋葱： 如果搭配些洋葱，能抑制高脂肪食物引起的胆固醇升高。至于洋葱和肉搭配而食的方法

则有很多。可将洋葱片和肉块交替穿成肉串，放在明火上烤，洋葱可吸收肉的油脂，并使肉变嫩；用洋葱丝炒肉也是很常见的吃法；在肉上撒生洋葱碎更是别有一番风味。

对痛风患者有益的搭配

✔ 洋葱 + 苦瓜

洋葱能够清除体内自由基、增强细胞活力，保护血管，搭配苦瓜一起食用，还能提高自身的免疫功能，降低血压。

✔ 洋葱 + 鸡蛋

两者同食可以提高机体对维生素 C 和维生素 E 的吸收率，防止痛风患者体内尿酸的升高。

洋葱凤爪粥缓解关节疼痛

洋葱 80 克，鸡爪 3 个，大米 50 克，姜、料酒、盐各适量。洋葱切小块；鸡爪斩块，同大米、盐、姜、料酒同煮至五成熟，加洋葱熬煮成粥。每周食用 2 ~ 3 次，可改善痛风患者关节疼痛症状。

1. 痛风并发心血管病患者在享用高脂肪食物时，如果能搭配些洋葱，则有利于缓解病情。
2. 洋葱中含有大蒜素，大蒜素有很强的杀菌能力，因此，痛风患者咀嚼生洋葱可预防感冒。洋葱在煲汤、炒食时，其营养成分更能得到充分发挥。

防治痛风特效食谱星级推荐

美极洋葱

早餐 ☑　午餐 ☐　晚餐 ☑

2~3人份

减少尿酸在软组织中的沉积

材料 洋葱 350 克。

调料 美极鲜酱油、醋各 10 克，香油、香菜叶各少许。

做法

1 洋葱剥去外皮，洗净，切丝。

2 将美极鲜酱油、醋、香油倒入碗中调成味汁，浇在洋葱丝上拌匀，放入香菜叶即可。

防治痛风功效

　　生吃洋葱可保证前列腺素 A、膳食纤维分子的完整性，可促进尿酸排泄，减少尿酸在软组织的沉积。

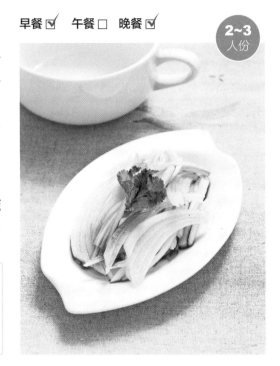

洋葱炒木耳

早餐 ☑　午餐 ☑　晚餐 ☑

2~3人份

预防痛风合并高血压、血脂异常

材料 水发黑木耳 150 克，洋葱 100 克。

调料 盐、生抽、植物油各适量。

做法

1 洋葱剥皮，洗净，切片；水发黑木耳洗净并撕成小朵，挤干。

2 锅置火上，倒入植物油，待油热后加入洋葱片，大火爆炒 1 分钟，炒出葱香。

3 放入黑木耳继续翻炒约 1 分钟，调入适量盐、生抽，翻炒片刻即可。

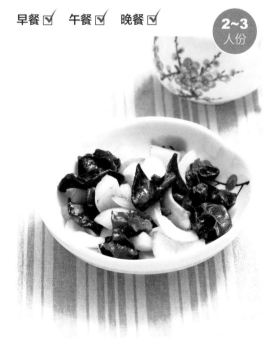

水发黑木耳

防凝血，缓解痛风症状

热量：265 千卡（每 100 克可食部）
酸碱性：碱性√　酸性

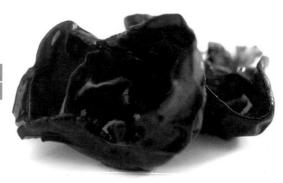

推荐用量：60 克（水发）/ 日

2 大朵水发的黑木耳 ≈ 60 克

为什么对痛风患者有益

水发黑木耳含有丰富的碳水化合物、膳食纤维及钾等，能促进尿酸排出，缓解痛风症状。另外，水发黑木耳中的可溶性膳食纤维可减少油脂的吸收，同时促进排便。因此，痛风以及痛风合并高脂血症患者可经常食用。

一日三餐适宜烹调方

早 / 晚餐凉拌： 水发黑木耳洗净焯烫后，直接或与黄瓜、洋葱、水发银耳、西蓝花等一起加调味料凉拌食用，不仅口感清爽，而且降压、减肥，对痛风患者有益。

午餐炒食： 水发黑木耳洗净后，与鸡蛋、瘦肉、丝瓜、西蓝花等炒食，不仅营养丰富，而且补肾利尿的效果也得以提升。

对痛风患者有益的搭配

✔ 水发黑木耳 + 海蜇

海蜇和水发黑木耳两者搭配食用，能起到润肠通便、排尿酸的功效，还可辅助降血压。

✔ 莴笋 + 水发黑木耳

莴笋中维生素 C 的含量较高，可促进人体对水发黑木耳中铁元素的吸收，两者搭配，有降脂、补血的作用。

蒸黑木耳预防痛风合并冠心病

取水发黑木耳 50 克。水发黑木耳洗净，蒸 1 小时，加适量冰糖，睡前服，连续食用。常吃有补血、活血、抗血小板凝集、防止血液凝固形成血栓等功效，有利于痛风患者防治心血管并发症。

> 1. 黑木耳尤其是鲜黑木耳含有卟啉，人吃了后，经阳光照射容易发生光敏性皮炎，出现皮肤瘙痒、皮疹等，因此，痛风患者要将其充分泡发，最大限度地减少有害物质。
> 2. 黑木耳除了凉拌和炒食外，用来做馅也是非常不错的选择，可以用水发黑木耳 + 蔬菜 + 猪肉或虾肉来包饺子或包子，既美味又健康。

● 防治痛风特效食谱星级推荐

木耳烩丝瓜

降脂、减肥

早餐 □ 午餐 ☑ 晚餐 ☑

2~3 人份

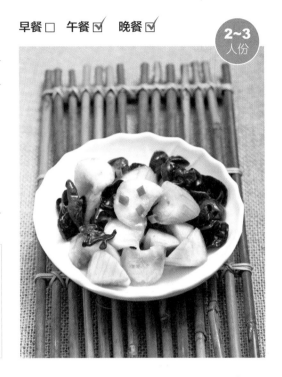

材料 丝瓜 250 克，水发黑木耳 25 克。
调料 葱花 5 克，盐 2 克，植物油适量。
做法

1 丝瓜去皮和蒂，洗净，切成滚刀块；水发黑木耳择洗干净，撕成小朵。
2 锅内倒油烧热，炒香葱花，倒丝瓜和黑木耳翻炒至熟，加盐即可。

防治痛风功效

　　丝瓜有活血通络、利尿的作用，和黑木耳一起做菜，不但能减肥降脂，还有助于美容，非常适合肥胖、患高脂血症的痛风患者食用。

凉拌莴笋木耳

利尿效果好

早餐 ☑ 午餐 ☑ 晚餐 ☑

2~3 人份

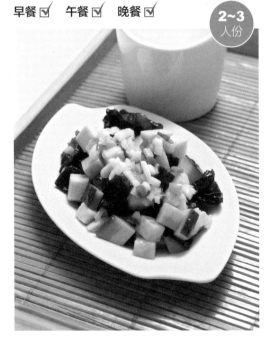

材料 莴笋、水发黑木耳、黄瓜各 100 克。
调料 葱末、姜末、蒜末各少许，醋 10 克，盐 3 克，植物油适量。
做法

1 黑木耳洗净，撕成小朵，焯烫；莴笋和黄瓜洗净，切条；油锅烧热，爆香葱末、姜末、蒜末。
2 将莴笋条、黄瓜条、黑木耳、盐、醋拌匀，再浇入炸好的油拌匀即可。

防治痛风功效

　　黑木耳富含膳食纤维、钾，莴笋中钾含量也很高，两者搭配的这道菜有很好的利尿效果。

白菜
防止尿酸性结石的形成

热量：18 千卡（每 100 克可食部）

酸碱性：碱性√ 酸性

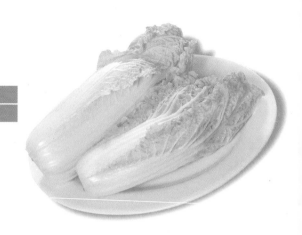

推荐用量：100 克 / 日

三四片居于里层的白菜叶 ≈ 100 克

为什么对痛风患者有益

白菜作为一种碱性食物，能够碱化尿液，同时能促进沉积于组织内的尿酸盐溶解，防止尿酸结石形成。另外，白菜中的维生素 A、维生素 C、钾等，可辅助治疗痛风，适合痛风患者经常食用。

一日三餐适宜烹调方

三餐皆宜炒、熘、烩、凉拌：这几种烹调方法都可将其做成美味佳肴。烹调时宜急火快炒，不宜用煮焯、浸烫后挤汁等方法，以免防治痛风的营养素流失。

对痛风患者有益的搭配

✔ 白菜 + 豆腐

白菜富含维生素 C，豆腐富含钙，维生素 C 能促进钙的吸收，促进痛风患者体内酸碱平衡。

✔ 白菜 + 鱼肉

白菜和鱼肉一同食用，能调理气血、开胃健脾、利尿消肿。

✔ 白菜 + 番茄

白菜和番茄都含有维生素 C 和钾，两者搭配食用，可帮助痛风患者预防感冒。

白菜汁预防血脂升高

取白菜 250 克。将白菜洗净，剁碎，撒入少许盐，腌 10 分钟，用洁净纱布绞取汁液。每天分 3 次空腹饮用，有助于预防血脂升高。

在烹饪白菜时，适当放点醋，可使白菜中的钙、磷、铁等元素分解出来，从而有利于痛风患者对营养素的吸收，促进身体健康。

防治痛风特效食谱星级推荐

醋熘白菜

早餐 ☑   午餐 ☑   晚餐 ☑

2~3 人份

预防痛风并发心血管疾病

材料 白菜 200 克。

调料 醋 5 克，盐 2 克，植物油、葱花、花椒粒各适量。

做法

1 白菜洗净，切成条。

2 锅内倒油烧热，下花椒粒炸至表面开始变黑，捞出，放白菜条翻炒至熟，加醋、盐、葱花调味即可。

防治痛风功效

炒白菜用醋熘的方式可以减少油和盐的用量，预防痛风并发心血管疾病。

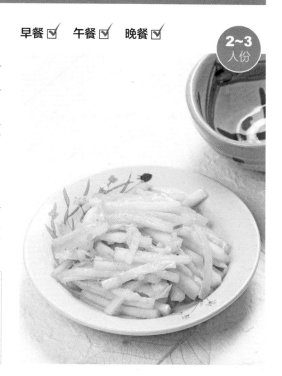

板栗烧白菜

早餐 ☑   午餐 ☑   晚餐 ☑

2~3 人份

减轻疼痛

材料 白菜 250 克，板栗 100 克。

调料 盐、葱花各 3 克，水淀粉、植物油各适量。

做法

1 白菜洗净，切段；板栗煮熟，剥壳取肉。

2 板栗肉放油锅炸至金黄色捞出。

3 另取锅倒油烧热，放葱花炒香，下入白菜煸炒，放盐、板栗，加清水烧开，焖 5 分钟，用水淀粉勾芡即可。

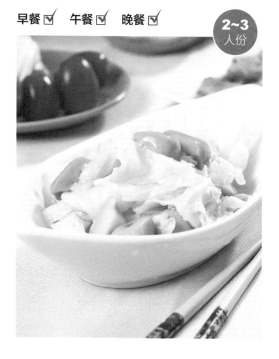

水果几乎都是低嘌呤食材，推荐每餐 1 大杯果蔬汁，促进尿酸排泄

水果多是低嘌呤、呈碱性的食物

多数新鲜水果含 85% ~ 90% 的水分，是膳食中维生素 C、胡萝卜素、B 族维生素、钾、镁、钙和膳食纤维等营养素的重要来源。红色和黄色水果中含较多的胡萝卜素；枣类、柑橘类和浆果类含较多的维生素 C；香蕉、黑加仑、龙眼等含钾量较高。水果是碱性食物，所含的嘌呤很少，大多数水果每 100 克的嘌呤含量小于 10 毫克，是痛风患者极好的食物选择。

水果可减少尿酸沉积

水果能补充机体所需要的营养，如提供丰富的 B 族维生素、维生素 C 及矿物质，还能促进尿酸排出体外，平衡人体酸碱度，这对痛风患者是大有裨益的。

水果可帮助痛风患者预防心血管病

前面已经讲过，钾有助于尿酸排出体外。除了蔬菜外，水果也是钾的良好来源。一些水果中的含钾量完全可以和蔬菜相媲美。下面列举几种常见的高钾水果。

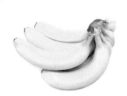　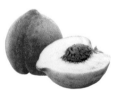　　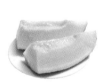

香蕉：256 毫克　　桃子：166 毫克　　杏子：226 毫克　　哈密瓜：190 毫克

注：图中的毫克数均指每 100 克可食部中的含钾量

水果有助于控制甜食的摄入

有些痛风患者喜欢吃甜食，但是甜食中的大量糖类容易导致体重超标。而水果的热量则相对较低，痛风患者可以选择性吃些水果来代替甜食。如每天吃

200～300 克的苹果、樱桃、猕猴桃等，除了可以补充营养外，其所含果糖量也不高，还可以控制甜食的摄入。

选择好吃水果的时间

饭前半小时至 1 小时是吃水果最佳的时机，饭后不要马上吃水果；吃水果之前先了解水果的酸碱性、寒热等，大热大寒的水果不要同时吃，以减少对脾胃的刺激；某些水果如柑橘、柿子不宜空腹食用等。

吃完整水果

《中国居民膳食指南（2016）》明确提出，水果榨汁喝和直接食用完整水果的作用是不同的。首先，水果榨汁尤其是过滤后会损失大量的膳食纤维、维生素 C 和很多抗氧化成分，剩下的是大量的果糖；其次，水果榨汁容易进食过量，直接吃水果可能吃 1 个就饱了，可是榨汁后容易一口气喝下去两三个水果的量，血糖上升快。所以，为了吃到水果中更多的有益成分，建议直接吃水果，而不是榨汁。如果确实吃腻了水果，确实需要用果汁来调节，建议一定现榨现喝，或者加入蔬菜做成果蔬汁来喝。

痛风急性发作时应避免吃哪些水果

绝大多数水果高尿酸血症和痛风患者都可放心食用，只是需要控制好量就可以了。但痛风急性发作时还是应该注意水果的选择。主要考虑两个方面：水果总的含糖量和水果中果糖的含量。首先多选择总含糖量低的水果，同时注意其中果糖的含量。含糖量高的或含果糖量高的水果不是不可以吃，但应进一步减少摄入量。

含糖量较高的水果有香蕉、荔枝、桂圆、红枣、柿子等。

含果糖量比较高的水果有桂圆、荔枝、柿子、苹果、梨、葡萄等。

 大医生悄悄告诉你

水果虽然嘌呤含量低，但不意味着可以放开肚皮吃

水果虽然属于碱性食物，嘌呤含量低，但是痛风患者不宜过量食用，原因有两点：① 有的水果果糖含量高，如果在短时间内大量摄入，在人体分解过程中，会产生过量尿酸，诱发痛风；② 果糖是高热量物质，其代谢方式和葡萄糖不同，过量食用会增加脂肪，影响嘌呤代谢，成为诱发痛风的重要因素。

一般推荐成人每天吃 200～400 克水果，痛风患者可以在此范围内选择偏低的量。

梨

预防痛风性关节炎

热量：50 千卡（每 100 克可食部）
酸碱性：碱性√　酸性

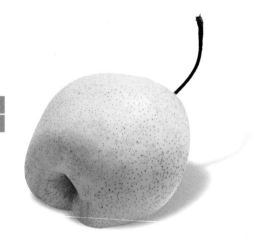

推荐用量：80 克 / 日

1/2 个中等大小的梨 ≈ 80 克

为什么对痛风患者有益

梨有"百果之宗"的美称，具有生津止渴、清热化痰的功效。梨所含的丰富的维生素和果胶能保护心脏并促进尿酸排出，对预防痛风性关节炎等有很大帮助，被称为"抗风使者"。

一日三餐适宜烹调方

早餐榨汁：梨加点低嘌呤的蔬果如胡萝卜、苹果等榨汁，可预防痛风、润肺清心。

晚餐做汤或粥：梨肉脆多汁、酸甜可口，搭配百合、莲子等做汤或粥，对痛风性关节炎患者有益。

加餐：中医认为，梨皮具有滋肾、清心作用。生吃时洗净后，宜连皮食用。

对痛风患者有益的搭配

✔ 梨 + 猕猴桃

梨和猕猴桃都含有较多的维生素，两者搭配可以提高痛风患者的抗病能力。

✔ 梨 + 百合

百合同梨搭配，可防治痛风性关节炎，化痰平喘。

吊梨汤防治痛风并发高血压

取雪花梨 200 克，水发银耳、冰糖各 25 克，青梅 10 克，枸杞子适量。梨洗净，连皮削成大片。锅中加水，烧开后放银耳，中火煮 10 分钟后，下入梨片、冰糖、枸杞子和青梅，小火煮至水剩 1/3 左右即可。这款饮品能促进人体内氮氧化物的合成，而氮氧化物具有扩张血管的作用，有助于降低血压，防治痛风并发高血压。

1. 梨既可以生食，又可以和其他食材一起煲汤食用。通常将梨煮熟后食用，可去其寒性，增强其去燥润肺的功效。
2. 炖梨以香梨、鸭梨为好，因其香甜细嫩，而沙梨等过于粗糙，不宜用来炖食，直接食用更佳。

防治痛风特效食谱星级推荐

雪梨百合莲子汤

早餐 ☑　午餐 □　晚餐 ☑

防治痛风性关节炎

材料 雪梨2个，百合10克，莲子20克，枸杞子少许。

调料 冰糖适量。

做法

1 雪梨洗净，去皮、核，切块；百合、莲子分别洗净，泡发，莲子去心；枸杞子洗净。

2 锅内放水烧沸，放雪梨块、百合、莲子、枸杞子、冰糖，水开后再改小火煲约1小时即可。

防治痛风功效

　　雪梨中的果胶可促进尿酸排出；莲子能调节酸碱平衡。

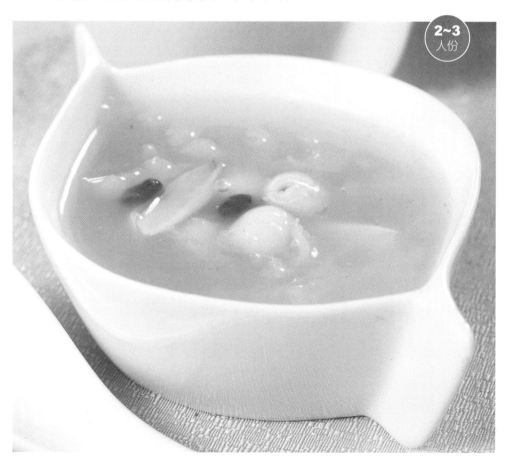

2~3
人份

苹果

改善体内酸碱环境，碱化尿液

热量：54 千卡（每 100 克可食部）

酸碱性：碱性√　酸性

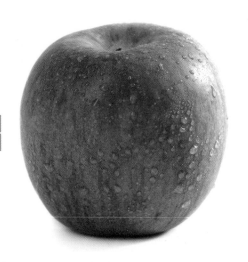

推荐用量：150 克

1/2 个大苹果 ≈ 150 克

为什么对痛风患者有益

苹果属于碱性食物，被称作"水果之王"，含有多种维生素，同时富含钾，能帮助中和体内过多的酸，改善人体酸碱环境，碱化尿液，还能促进结晶尿酸的溶解、排出。

一日三餐适宜烹调方

早餐： 1/2 个苹果。

晚餐做粥、沙拉： 做粥；也可加梨、橙子、菠萝等做沙拉，高热量、高脂肪的沙拉酱要少放，可以适当加点柠檬汁调味，有预防痛风性肾结石的作用。

加餐： 苹果淋点水，表皮放点盐，来回轻搓，可去掉残留农药，可带皮直接吃，保留了果胶成分，可延缓餐后血糖上升速度，对痛风并发糖尿病患者有益。但是，糖心苹果不适合血糖高的痛风患者食用。

对痛风患者有益的搭配

✔ **苹果 + 银耳**

银耳搭配苹果能够碱化尿液、润肺止咳。

苹果醋改善痛风症状

将苹果洗净，晾干表面的水分，切开，去核，再切成厚片。按一层苹果一层木糖醇的方式将苹果片放入干净的玻璃瓶，倒入米醋。盖上盖子，密封后置于阴凉处 3 个月以上。将苹果捞出，将苹果醋装入玻璃瓶中保存，饮用时加水稀释。这款苹果醋可促进尿酸排泄，改善痛风症状。

1. 苹果中富含可溶性纤维，能起到降低血脂的作用，还可增加饱腹感。痛风合并肥胖的患者在饭前适量吃些苹果，能达到减肥的效果。
2. 苹果含果糖较多，对牙齿有较强的腐蚀作用，吃后最好及时漱口刷牙。

防治痛风特效食谱星级推荐

玉米苹果沙拉

早餐 ☑   午餐 ☐   晚餐 ☑

防治痛风并发高血压、高脂血症

材料 去皮红富士苹果、甜玉米粒各 100 克，柠檬 15 克。

调料 盐、白胡椒粉、黑胡椒碎各 5 克，沙拉酱 30 克。

做法

1 柠檬挤汁；将红富士苹果去核，切成四方丁，放入加盐和柠檬汁的冰水中浸泡 3 ~ 5 分钟，沥干。

2 将沙拉酱放入容器中，加苹果丁、甜玉米粒一起搅拌均匀，加其余调料调味即可。

2~3
人份

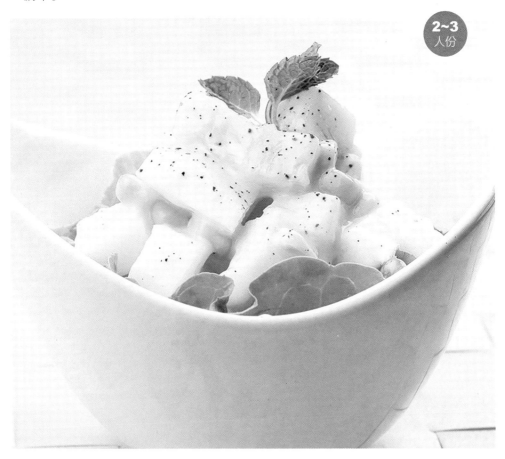

橙子
促进结晶尿酸的溶解、排出

热量：48 千卡（每 100 克可食部）
酸碱性：碱性√　酸性

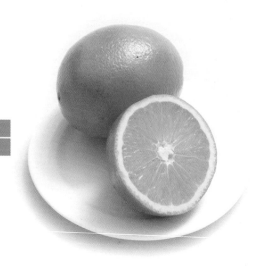

推荐用量：100 克 / 日

1/2 个中等大小的橙子 ≈ 150 克

为什么对痛风患者有益

橙子中维生素 P、维生素 C 含量丰富，可增强毛细血管的柔韧性；所含果胶可促进人体多余脂类的排出和尿酸结晶的溶解、排出，具有降脂和预防痛风发作的作用。

一日三餐适宜烹调方

早餐榨汁：鲜橙汁富含维生素和膳食纤维，用来代替大米粥，对控制体重很有帮助，同时对血糖的影响也不大。

午餐做炒饭：可用橙子、青椒、玉米粒、大米饭做炒饭，富含膳食纤维、维生素，能够提高痛风患者的免疫力。

加餐：将橙子头尾切去，用刀从中间将皮切断，展开即食。

对痛风患者有益的搭配

✅ 橙子 + 白萝卜

两者均富含维生素 C，能降低血液中的尿酸水平，缓解痛风症状。

✅ 橙子 + 草莓

两者均富含维生素 C、膳食纤维等，可促进尿酸的排泄，提高免疫力。

✅ 燕麦 + 橙子

橙子中丰富的维生素 C 可抑制胆固醇在肝内转化为胆汁酸，降低胆汁中胆固醇的浓度；燕麦富含的膳食纤维可促进胆汁酸和胆固醇的排出。两者搭配能够帮助痛风患者预防胆结石。

橙汁消烦解渴

橙子 1 个，剥皮绞汁加蜂蜜，每日 2 次。能缓解心烦口渴症状。

1. 橙子皮和籽中含有丰富的黄酮类物质，远高于果肉部分，这类物质可调节脂肪平衡，降低心血管疾病的发生，痛风合并高脂血症的患者，可将橙子连皮带籽一起榨汁喝。
2. 橙子含有较丰富的胡萝卜素，如果吃太多，容易使色素沉积在四肢末端，出现手脚皮肤发黄，但停止食用就会恢复正常肤色。

防治痛风特效食谱星级推荐

橙子炒饭

早餐 □　午餐 ☑　晚餐 □

提高痛风患者的免疫力

材料 橙子 50 克，青椒 30 克，鲜玉米粒 50 克，米饭 200 克。

调料 葱、姜、蒜各 5 克，植物油、盐各适量。

做法

1 橙子去皮取果肉，切成小块；青椒洗净切丁；鲜玉米粒洗净。

2 锅置火上，倒入植物油烧至六成热，放入葱、姜、蒜爆香，将除米饭、盐外的食材一起放入锅内，翻炒均匀，再倒入米饭同炒，最后加盐调味即可。

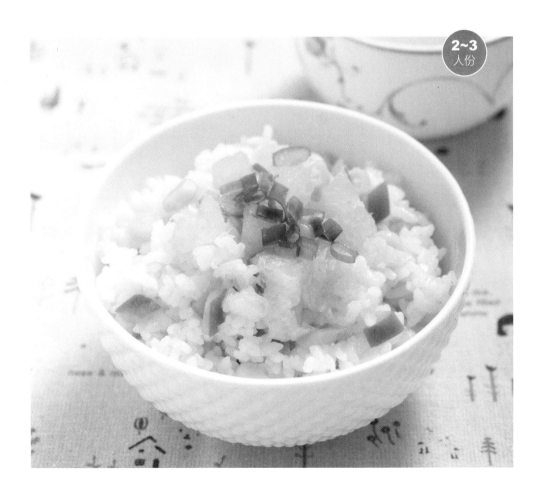

2~3
人份

菠萝
脾虚型痛风患者的佐餐选择

| 热量：44 千卡（每 100 克可食部） |
| 酸碱性：碱性√ 酸性 |

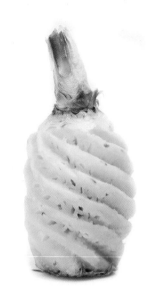

推荐用量：50 克 / 日

直径 7 厘米、宽 3.5 厘米的一块菠萝 ≈ 50 克

为什么对痛风患者有益

菠萝味甘、微酸，性平，含有碳水化合物、维生素 C 及钾元素等，能够补益脾胃、生津止渴，降低血尿酸水平，适于脾虚型痛风及合并高血压患者佐餐食用。

一日三餐适宜烹调方

早餐榨汁、做沙拉： 菠萝和番茄搭配能疏通血管，预防心血管疾病；和草莓搭配，能健脾益胃、解暑止渴，都比较适合痛风患者食用。

加餐： 吃菠萝前，一定要用盐水泡半小时，抑制菠萝蛋白酶对口腔黏膜的刺激作用。

对痛风患者有益的搭配

✔ 菠萝 + 鸡肉

两者搭配有开胃、增强食欲的作用，还有助于消化。

✔ 菠萝 + 猪肉

菠萝中含有菠萝蛋白酶，有助于分解猪肉蛋白，两者搭配食用，能促进痛风患者对猪肉蛋白的消化吸收，提高痛风患者免疫力。

菠萝泥利尿消暑

取菠萝肉 600 克，甜菊和白糖各适量。将菠萝肉切小块，一半打成果泥。甜菊加水煮 10 分钟至水剩一半，捞出甜菊，加入白糖化开，然后加入菠萝块和菠萝果泥，小火慢慢煮至浓稠状即可。菠萝泥有利尿功效，对伤暑、消化不良也有很好的防治效果。适合痛风患者夏季食用。

---

1. 感冒或发热的时候喝上一杯鲜榨的菠萝汁，可退热，增强免疫力。
2. 房子装修后有很重的气味，可将菠萝放在室内吸附异味。但是使用过的菠萝不能再吃了。

防治痛风特效食谱星级推荐

菠萝咕咾肉

早餐 □　午餐 ☑　晚餐 □

全面补充痛风患者营养

材料 菠萝块 100 克，猪里脊肉块 100 克，青椒片、红椒片各 20 克。

调料 醋 5 克，盐 2 克，番茄酱、植物油各适量。

做法

1 猪肉切块，凉水下锅，略煮，至八成熟。

2 锅中倒油，放少量清水、醋、盐和番茄酱炒香，放菠萝块、肉块、青椒片和红椒片，翻炒2分钟即可。

防治痛风功效

　　菠萝中的菠萝蛋白酶可分解猪肉蛋白，促进人体对猪肉蛋白的吸收利用，为痛风患者补充营养。

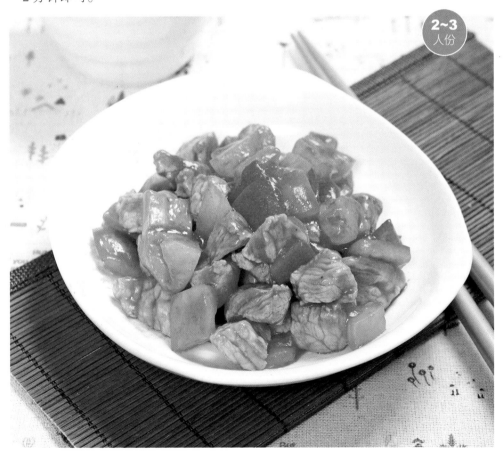

2~3
人份

葡萄
低嘌呤的碱性好食材

热量: 44 千卡（每 100 克可食部）
酸碱性: 碱性√ 酸性

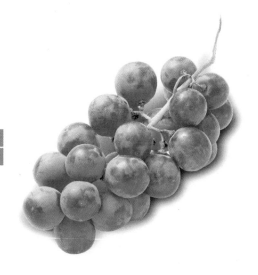

推荐用量: 100 克 / 日

10 颗中等大小的葡萄粒 ≈ 100 克

为什么对痛风患者有益

中医认为，葡萄有滋肝补肾的作用，还能补气益血、通便利尿、美容养颜。现代药理学认为，葡萄不仅含有维生素 C，还含有较多的抗氧化物质，非常适合痛风患者平时食用。

一日三餐适宜烹调方

早餐榨汁：葡萄和猕猴桃、柠檬搭配榨汁，能够补充水分，促进尿酸排出，降低血液中的尿酸水平，提高抗病能力，减少急性关节炎反复发作。

加餐：将葡萄放盆里，加点面粉，搅拌几下，倒掉脏水，冲洗干净即可。宜连皮一起吃。

对痛风患者有益的搭配

☑ 葡萄 + 猕猴桃

两者搭配具有利尿排毒、美容抗衰老的作用。

☑ 葡萄 + 枸杞子

枸杞子含有丰富的 B 族维生素、天然多糖，葡萄中含维生素 C 与铁，两者搭配是很好的补血、利尿组合。

☑ 葡萄 + 芝麻

葡萄籽含抗氧化物质，搭配含维生素 E 的芝麻，能增强痛风患者的抗氧化能力，抵抗衰老。

葡萄木瓜汤舒筋活络

取葡萄 300 克，木瓜 30 克，冰糖适量。木瓜洗净，切薄片；葡萄洗净。将木瓜、葡萄放沸水锅中烧沸，转小火煮 25 分钟，加冰糖搅匀。可利小便、舒筋活络，适合痛风患者食用。

1. 葡萄皮和葡萄籽含有较多的抗氧化物质，有助于降血脂、抗癌、抗辐射、预防心血管疾病等，因此，痛风患者最好带皮和籽榨汁过滤后饮用，以便更好地利用葡萄中所含的营养成分。
2. 葡萄最好在饭前或饭后 1 小时吃。

◎ 防治痛风特效食谱星级推荐

葡萄柠檬汁

早餐 ☑   午餐 □   晚餐 □

预防急性痛风性关节炎

材料 葡萄 100 克，柠檬 50 克。

调料 蜂蜜适量。

做法

1 葡萄洗净，切开去籽；柠檬洗净，去皮和籽，切小块。

2 将上述材料和适量饮用水一起放入果汁机中搅打，打好后加入蜂蜜调匀即可。

防治痛风功效

葡萄含嘌呤很少，柠檬可促进尿酸的排出。两者搭配打成的这款果汁可降低血尿酸水平，预防急性痛风性关节炎发作。

2~3 人份

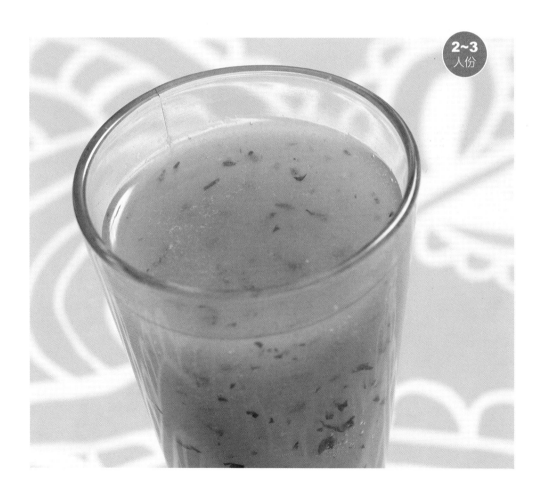

西瓜
降低血液中的尿酸水平

| 热量：26 千卡（每 100 克可食部） |
| 酸碱性：碱性√　酸性 |

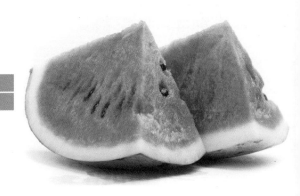

推荐用量：150 克／日

3 满勺（15 毫升的大勺）西瓜肉 ≈ 150 克

为什么对痛风患者有益

西瓜具有排湿利尿的作用，有助于血液中的尿酸通过尿液排出体外，从而避免血尿酸升高。西瓜本身所含嘌呤很少，同时含有大量的水分，比较适合高尿酸血症和痛风患者选用。另外，西瓜的利尿作用再加上含有较多的钾，也比较适合痛风合并高血压的患者食用。痛风合并糖尿病者也可以适量选用。

一日三餐适宜烹调方

早餐榨汁、做沙拉、凉拌：西瓜去皮、籽，直接榨汁；加其他水果做沙拉；西瓜皮切片再加醋、白糖、盐等调味，就是一味非常好的防痛风小菜。

直接食用：西瓜是夏季很好的利尿消暑水果，切开后食用，注意不要贪多。

加餐：痛风患者如血糖偏高，西瓜的食用量以不超过 100 克为好。

对痛风患者有益的搭配

✔ **西瓜 + 绿豆**

西瓜可利尿，绿豆可清热解毒，两者搭配具有解暑、生津止渴的作用。

西瓜薄荷汁利尿消肿

取西瓜 300 克，白糖 10 克，薄荷叶 3 片。西瓜去皮，去籽，切小块；薄荷叶洗净。将西瓜块、薄荷叶倒入全自动豆浆机中，搅打均匀后倒入杯中，加入白糖搅拌至化开即可。这款饮品具有利尿消肿的作用。

1. 西瓜皮具有利尿作用，鲜嫩的瓜皮还可润泽皮肤，因此西瓜皮最好不要丢弃。
2. 一次不宜食入过多西瓜。因为西瓜中的大量水分会冲淡胃液，引起消化不良和胃肠道抵抗力的下降。

防治痛风特效食谱星级推荐

西瓜皮鸡蛋汤

早餐 ☑　午餐 ☑　晚餐 ☑

解暑、利尿

材料 西瓜皮 200 克，鸡蛋 1 个，番茄 1 个。

调料 香油、盐各适量。

做法

1 西瓜皮剥掉绿皮、红瓤，切细条；番茄切片；鸡蛋打散。

2 汤锅加水，加入西瓜皮条后，再加番茄片，淋上鸡蛋液，加盐、香油调味即可。

> **防治痛风功效**
>
> 西瓜皮是很好的利尿食材，可促进尿酸的排出。搭配鸡蛋，还能为痛风患者补充蛋白质。

2~3
人份

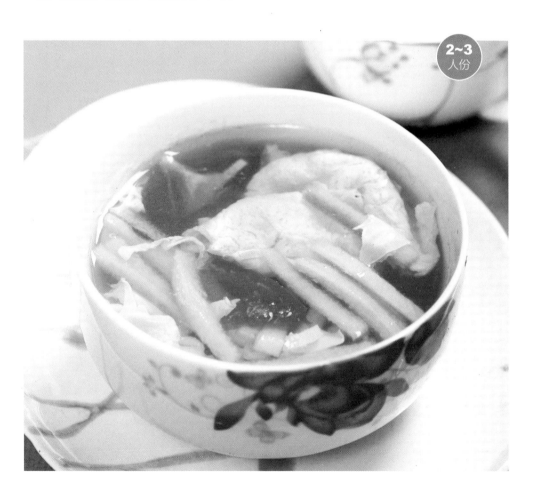

香蕉

低脂肪、高钾，促进尿酸排出

热量: 93 千卡（每 100 克可食部）
酸碱性: 碱性√　酸性

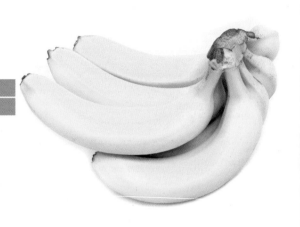

推荐用量: 150 克 / 日

一个中等大小的香蕉 ≈ 150 克

为什么对痛风患者有益

香蕉钠少钾多，可促进尿酸排出体外，而且香蕉可以适当用来替代主食，适合痛风伴肥胖患者食用。需要注意的是，香蕉含钾量较高，痛风伴有肾病的患者不宜多食。

一日三餐适宜烹调方

早餐榨汁：香蕉搭配橙子、木瓜、苹果等榨汁；香蕉搭配点牛奶，就是美味的香蕉奶昔。

晚餐做粥：香蕉性寒，脾胃虚寒的人不宜直接食用，可与大米、牛奶等一起煮成粥，不仅能为身体提供丰富的钾，同时也改变了其性味，更适合脾胃不好的痛风患者食用。

对痛风患者有益的搭配

☑ 香蕉 + 冰糖

两者搭配食用有润肠、通便泻热、滋润肺燥、生津止渴的功效。

☑ 香蕉 + 蜂蜜

两者都有通便的效果，搭配食用能够起到快速减肥的作用，适合痛风并发肥胖症患者食用。

☑ 香蕉 + 花生

香蕉与花生同食，所含的烟酸与色氨酸一起作用，可提高烟酸含量，维持痛风患者皮肤、消化和神经系统健康。

香蕉皮饮利尿降压

取香蕉 1 根。香蕉去皮，把皮洗净切碎，用水煎服。这款饮品具有利尿降压的功效，尤其适合痛风合并高血压患者饮用。

> 痛风伴有便秘、高血压和动脉硬化的患者可选择将香蕉与冰糖、大米一起煮粥食用，能起到滑肠通便、降脂、辅助调理动脉硬化的作用。

◎ 防治痛风特效食谱星级推荐

香蕉百合银耳汤

早餐 ☑　午餐 ☐　晚餐 ☑

2~3
人份

利尿、护肝

材料 香蕉2根，银耳（干）15克，
百合（鲜）120克，枸杞子5克。

做法

1 银耳用清水泡透，去杂洗净，撕
成小朵，加水上笼蒸半小时；百
合剥开洗净，去蒂；香蕉洗净，
去皮，切成厚0.3厘米的小片。

2 将各种材料放入炖盅中，上笼蒸
半小时即可。

防治痛风功效

此汤有利尿、滋阴养脾、护肝
明目的效果。

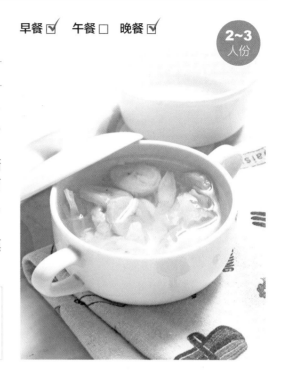

香蕉糯米粥

早餐 ☑　午餐 ☐　晚餐 ☑

2
人份

低嘌呤的食材组合

材料 香蕉50克，糯米30克。
调料 冰糖适量。

做法

1 糯米洗净，浸泡4小时；香蕉去
皮、切片；冰糖研碎。

2 糯米放入锅中，加适量清水，小火
煮至米烂汤稠，出锅前加入香蕉片
和冰糖即可。

防治痛风功效

香蕉、糯米都是低嘌呤的食
材，香蕉中的钾还能促进血液中尿
酸的排出，预防痛风石。

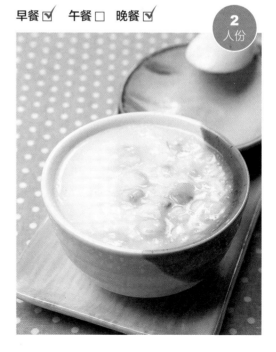

樱桃
缓解痛风关节炎症状

热量：46 千卡（每 100 克可食部）
酸碱性：碱性√　酸性

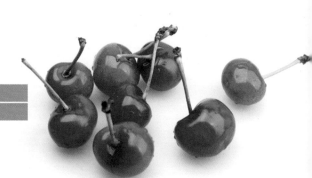

推荐用量：50 克 / 日

8 粒大樱桃 ≈ 50 克

为什么对痛风患者有益

樱桃含有花青素、铁、维生素 C 等，这些物质可促进人体血液循环，防止尿酸在体内的沉积，从而预防和缓解痛风、痛风性关节炎。因此，高尿酸血症和痛风患者可每天吃些樱桃。樱桃含钾量较高，肾功能不全、少尿者慎食。

一日三餐适宜烹调方

早 / 晚餐做粥、榨汁：樱桃配以其他水果或蔬菜，如苹果、香蕉、黄瓜等榨汁，可缓解高尿酸症状。做粥时，可搭配银耳、大米、西米等，可促进体内尿酸、脂质等废弃物的排出。

加餐：先用清水洗净，再用淡盐水浸泡 15 分钟，洗净后食用。

对痛风患者有益的搭配

✅ 樱桃 + 牛奶

牛奶性微寒，可中和樱桃的热性，一起食用可补充营养、改善肤质，还能避免内热郁积。

✅ 樱桃 + 冬菇

两者搭配食用具有防癌抗癌、降血压、降血脂的功效，还可调节人体代谢，降低尿酸浓度，预防痛风石性慢性关节炎。

✅ 樱桃 + 哈密瓜

樱桃与哈密瓜同食，所含的铁与维生素 C 作用，能促进痛风患者吸收铁质，增强体力。

樱桃番茄汁增强抵抗力

樱桃 5 颗、番茄 1 个，洗净，樱桃去梗去核，榨汁，然后放入杯中隔水炖煮 5 分钟即可。有助于增强机体抗病能力。

1. 痛风患者在服药时，应避免食用樱桃，以免引起不良反应。
2. 樱桃洗净后不但能生吃，还可以做果酱、罐头。
3. 樱桃经雨淋后，内部易生小虫，最好洗完后用水浸泡 5 分钟再吃。

防治痛风特效食谱星级推荐

西米樱桃粥

早餐☑ 午餐☐ 晚餐☑

排尿酸

材料 西米 100 克，牛奶 250 毫升，樱桃 200 克。

做法

1 将鲜樱桃洗净，去蒂、去核；西米洗净，用冷水浸泡 2 小时，捞起沥干。

2 锅内加水、牛奶、西米，用大火煮沸，改用小火煮到西米浮起，下入樱桃，烧沸即可。

防治痛风功效

这款粥可改善便秘，促进体内尿酸、脂质等废弃物的排出。

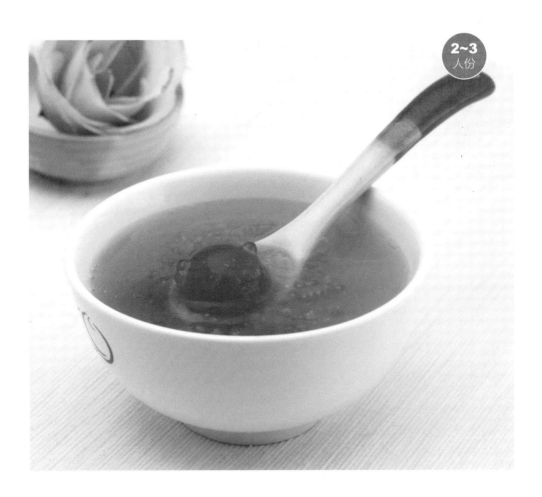

2~3
人份

木瓜
缓解关节肿痛

| 热量: 29 千卡（每 100 克可食部） |
| 酸碱性: 碱性√　酸性 |

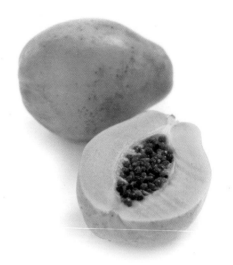

推荐用量：50 克 / 日

直径 8 厘米、宽 4 厘米的一块木瓜 ≈ 50 克

为什么对痛风有益

木瓜能舒筋活络、净化血液，对痛风患者关节肿痛、肌肤麻木症状也有很好的缓解作用。对痛风以及痛风伴心血管疾病和肥胖的患者来说，木瓜绝对是很好的选择。

一日三餐适宜烹调方

早餐榨汁： 木瓜搭配苹果榨汁，加点低脂牛奶，口感和风味更佳，还能降低患痛风的风险。

加餐： 木瓜搭配小半把坚果作为加餐，对高脂血症、高尿酸血症患者都是不错的选择。

对痛风有益的搭配

✔ 木瓜 + 牛奶

木瓜中维生素 A 与维生素 C 的含量很高，与牛奶搭配食用，可有效补充维生素，保持血管通畅，对痛风合并冠心病患者有益。

✔ 木瓜 + 莲子

两者搭配食用，可清心润肺、健脾益胃。

木瓜炖松仁舒筋活络

取木瓜（干品）30 克，松子 60 克。将木瓜润透，切成薄片；松子去壳，留仁。再将木瓜、松子仁放入炖盅内，加水 250 毫升，置于大火上烧沸，再用小火煮 25 分钟，盛入碗中即可饮用。适合痛风性关节病患者食用。

---

1. 木瓜常作为水果生吃，作为蔬菜和肉类一起炖煮营养更丰富，更有利于痛风患者吸收营养，从而促进病情的缓解。但木瓜中含番木瓜碱，有小毒，每次进食不宜过多。
2. 饭后吃少量木瓜，可帮助肠道消化难以吸收的肉类，减轻肠胃工作量，防治便秘，并可预防消化系统癌变。

防治痛风特效食谱星级推荐

黑芝麻木瓜粥

早餐 ☑ 午餐 ☑ 晚餐 ☑

促进新陈代谢，预防高尿酸血症

材料 黑芝麻 20 克，大米 100 克，木瓜 50 克。

调料 冰糖适量。

做法

1 大米和黑芝麻分别除杂、洗净；木瓜去皮去籽、洗净、切丁。

2 大米放入锅内，加水煲 25 分钟。

3 加入木瓜丁、冰糖、黑芝麻，炖 15 分钟即可。

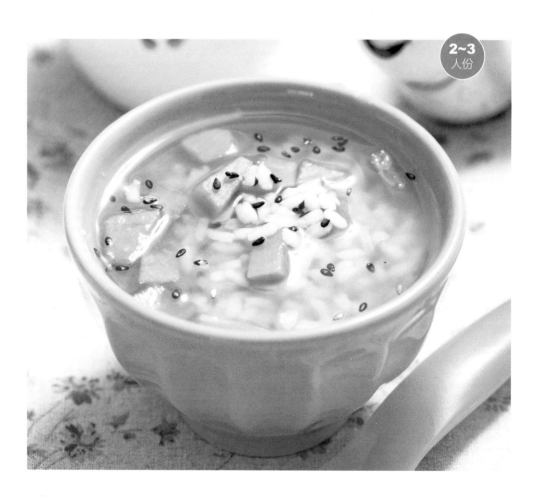

2~3
人份

柠檬

抑制钙盐结晶，预防痛风性肾结石

热量: 37 千卡（每100 克可食部）

酸碱性：碱性√　酸性

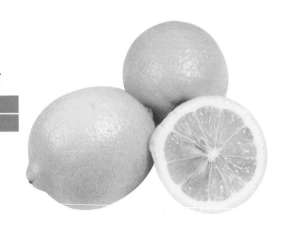

推荐用量：20 克 / 日

2 ～ 3 片鲜柠檬片 ≈ 20 克

为什么对痛风患者有益

柠檬富含维生素 C 和枸橼酸，能促造血、助消化、加速创伤恢复。其中所含的枸橼酸钾能抑制钙盐结晶，起到预防痛风性肾结石的功效，同时还能加速尿酸排出，预防尿酸盐的形成。

一日三餐适宜烹调方

早餐榨汁：柠檬的味道非常酸，不适于直接食用，但是宜与苹果、香蕉等水果一起榨汁后饮用，保留了对痛风有益的枸橼酸。柠檬可提高暗视力，缓解疲劳，经常熬夜的痛风患者适宜食用；而胃溃疡、胃酸分泌过多的痛风患者不宜食用。

三餐皆宜用之调味：柠檬汁是万能的调味料，可去除肉类、海鲜、鸡蛋的腥味以及洋葱的味道等，不仅使食物口感更好、色泽更鲜艳，也大大增加了食物的防痛风效果。也可泡水喝，随时泡随时喝。

对痛风患者有益的搭配

✔ **柠檬 + 绿茶**

两者搭配，有不错的减肥利尿、降血糖、降血脂功效。

✔ **柠檬 + 甘蔗**

两者搭配食用，能起到益胃生津的作用，可用于缓解饮酒过度导致的积热伤津、心烦口渴等症。

柠檬姜蒜汁预防痛风并发心血管病

柠檬半个，姜蒜汁、苹果醋、蜂蜜各适量。将姜蒜汁放入瓦煲内，调入柠檬汁和苹果醋，大火烧开，小火慢煮30分钟。温凉后，加入蜂蜜搅匀即可。这款饮品可促进血液循环，抑制胆固醇和甘油三酯的合成，帮助痛风患者预防心血管疾病。

> 1 个柠檬一次用不了，可以把切片后的柠檬放入制冰格中冷冻，做成柠檬冰，做饮品时直接放入。

⊙ 防治痛风特效食谱星级推荐

苹果白菜柠檬汁

早餐 ☑　午餐 ☐　晚餐 ☐

2~3
人份

预防痛风石沉积

材料 苹果 150 克，白菜心 100 克，柠檬 25 克。

调料 蜂蜜适量。

做法

1 苹果洗净，去皮和核，切小块；白菜心洗净，切碎；柠檬洗净，去皮和籽，切小块。

2 将上述材料和适量饮用水放入果汁机中搅打，打好后加蜂蜜调匀即可。

防治痛风功效

　　此果蔬汁能促进尿液排泄、减肥降脂，预防痛风石沉积。

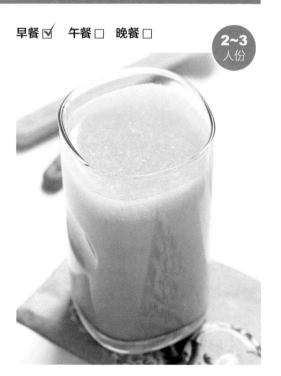

薏米柠檬水

早餐 ☑　午餐 ☐　晚餐 ☑

1~2
人份

防治痛风并发高血压

材料 薏米 40 克，柠檬片适量。

做法

1 薏米洗净，浸泡 4 小时，倒入锅中煮开，转小火熬制 1.5 小时，至汤变成淡奶白色，米汤即为薏米水。

2 把薏米水倒碗中，晾凉后放入切好的柠檬片即可。

防治痛风功效

　　薏米可除湿、扩张血管；柠檬富含的维生素 C 和维生素 P，能增强血管弹性和韧性。这款饮品可预防痛风并发高血压。

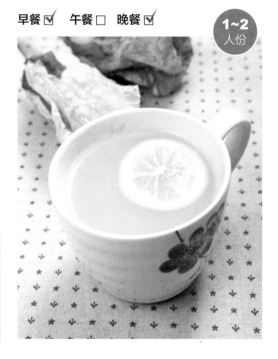

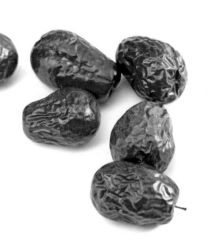

大枣

加快尿酸溶解与排出

| 热量：276 千卡（每 100 克可食部） |
| 酸碱性：碱性✓ 酸性 |

推荐用量：10 克 / 日

3 ~ 4 颗中等大小的干大枣 ≈ 10 克

为什么对痛风患者有益

大枣富含维生素 C，可促进尿酸溶解与排出，其所含的维生素 P 可软化血管、降低血压，还能防治高血压。因此，大枣适宜痛风患者食用。

一日三餐适宜烹调方

早/晚餐煮粥、煲汤：大枣与鸡肉、羊肉、红豆、桂圆等一起煲成汤食用，很适合女性日常保养身体，也可调节体内尿酸水平。大枣营养丰富，适合与小米、大米、糯米、紫米等一起煮成粥食用。

加餐：平时也可食用，"一日食三枣，青春永不老"。但其含糖量高，血糖偏高的痛风患者不宜多食。

对痛风患者有益的搭配

✅ 大枣 + 乌鸡

大枣与乌鸡一起炖食，可益气滋阴，特别适合女性朋友。

✅ 大枣 + 牛奶

大枣与牛奶同食，可提供丰富的蛋白质、钙、磷、铁等，可帮助痛风患者促进血液循环，增加骨密度。

四红汤补血益肝、利湿消肿

取干大枣、桂圆各 20 克，红小豆 30 克，红糖 5 克。红小豆用清水浸泡 4 小时，桂圆去皮，大枣洗净，一起放入锅中加水炖至红小豆熟烂，加红糖，然后小火继续炖一会儿即可。此汤可促进排尿，有助于排出尿酸，减少尿酸结石的发生。

1. 煎煮大枣时最好将大枣破开，分为 3 ~ 5 块，这样有利于有效成分的煎出，营养吸收更充分。
2. 肠胃不好的痛风患者在食用大枣时，可选择将枣皮去掉，减轻大枣对消化道的损伤。

防治痛风特效食谱星级推荐

大枣木耳粥

早餐 ☑　午餐 ☐　晚餐 ☑

2~3
人份

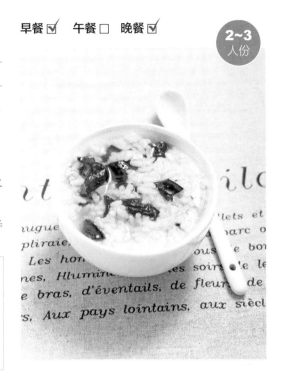

避免尿酸、脂质在血液中沉积

材料 大米 50 克，水发黑木耳 10 克，大枣 4 颗。

调料 白糖少许。

做法

1 水发黑木耳洗净，撕成小片；大枣洗净，去核；大米洗净。

2 将处理好的材料放入锅中熬煮，待粥熬熟，加白糖少许即可。

防治痛风功效

大枣可促进血液循环，避免尿酸沉积；黑木耳富含膳食纤维和钾，可促进尿酸、脂质的排泄。这款粥非常适合痛风患者食用。

玉米大枣豆浆

早餐 ☑　午餐 ☐　晚餐 ☑

2~3
人份

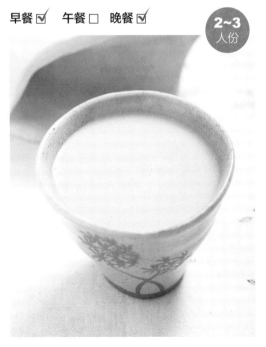

促进尿酸溶解和排泄

材料 大枣 5 颗，玉米粒 30 克，红小豆 50 克。

调料 冰糖少许。

做法

1 红小豆浸泡 4 小时，洗净；玉米粒洗净；大枣洗净，去核，切碎。

2 将上述食材倒入豆浆机中，加水至上、下水位线之间，按下"豆浆"键，煮至豆浆机提示豆浆做好，过滤后加冰糖搅拌至化开即可。

防治痛风功效

这款豆浆加入了玉米、大枣和冰糖，具有促进尿酸溶解和排泄的功效，可预防痛风石性慢性关节炎。

其他食材　巧妙选择低嘌呤蛋白质提供者

痛风患者无须做个"假和尚"

有些痛风患者认为，患了痛风，就意味着要全吃素了，要与肉食永别了。真的需要这样做吗？答案当然是否定的。相反，在日常生活中长期不摄入肉类，会使人体各组织器官功能下降，嘌呤代谢能力也随之降低，这也解释了为什么有的痛风患者每天吃素都会复发。只要合理限量、合理烹调，吃肉也可以将痛风控制得很好。

肉类的选择

痛风患者在食用肉类的时候，要尽量选择嘌呤含量较低的肉类和同一肉类中嘌呤含量较低的部位。

这些肉类是低嘌呤的

一般来说，动物内脏、肥肉、鱿鱼等肉类含有较高的嘌呤，但是也有嘌呤含量低的，如海蜇、海参，其嘌呤含量分别只有9.3毫克/100克和4.2毫克/100克。所以，这些嘌呤含量低的海产品，痛风患者完全可以吃。对于这些为数不多的富含蛋白质的低嘌呤食材，痛风患者应该记下来，作为痛风发作期补充蛋白质的优良选择。

肉类的部位选择有讲究

即便同是猪肉，选择的部位不同，嘌呤含量也有很大的不同。痛风患者可以参照肉类嘌呤图，根据各种肉类不同部位所含的嘌呤来决定食用哪一部位。以猪肉为例，大里脊部位的肉（大里脊是与大排骨相连的瘦肉，而小里脊则是脊椎骨内侧的一条肌肉）和猪腿肉嘌呤含量较低，您去超市或菜市场时尽量购买这个部位的猪肉，有利于控制嘌呤的摄入。另外，必须食用含肥肉较多的肉类时，在烹调之前应该把肥肉切掉。值得一提的是，牛肉、猪肉同一部位的嘌呤含量大致相同，故买牛肉时也应该买牛腿肉和里脊肉。

注：海蜇嘌呤含量为9.3毫克/100克，海参嘌呤含量为4.2毫克/100克，猪血嘌呤含量为11.8毫克/100克，数据参考人民卫生出版社《营养与食品卫生学》。

100 克肉所含的热量和嘌呤量

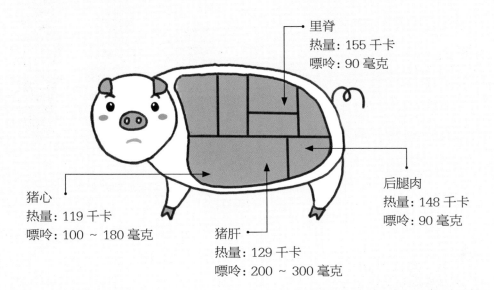

里脊
热量：155 千卡
嘌呤：90 毫克

后腿肉
热量：148 千卡
嘌呤：90 毫克

猪心
热量：119 千卡
嘌呤：100 ~ 180 毫克

猪肝
热量：129 千卡
嘌呤：200 ~ 300 毫克

肉类的烹调方法

选择好食用的部位后，接下来的关键就是烹调方法了。如果采用油炸、煎等烹调方法，除了食物本身所含的脂肪，还会摄入多余的油脂，不利于痛风患者控制病情。合理的肉类烹调方法是将肉切成丝或小块，放在水中焯水，过凉，然后再进行烹调加工，这样一部分嘌呤就会随水流失。尽管如此，痛风患者还是要控制每餐的食肉量，否则仍会诱发痛风。

痛风患者每天可以吃多少肉

没有肾功能不全的痛风患者每餐可以摄入约 50 克肉类，伴肾功能不全的痛风患者则需要到营养门诊向医生咨询，结合疾病背景进行个性化定量。

痛风患者每餐摄入的嘌呤应控制在 50 毫克以下，在摄入肉类时，应该将肉类的各部位进行细分，把 50 毫克嘌呤分配到每餐的肉食中，以便更好地控制嘌呤摄入量。在饮食中做到心中有数，才可以有效避免痛风。

 大医生悄悄告诉你

痛风患者可以服用蛋白质粉吗？

绝大部分的蛋白质粉都是乳清蛋白和大豆蛋白。所以蛋白质粉中蛋白的含量高，嘌呤很低，痛风患者是可以吃的。但毕竟蛋白质粉不是天然食物，所提供的营养也较为单一，所以，如果血尿酸高的患者可以吃些牛奶、鸡蛋和肉类的话，还是首选天然食物。如果痛风急性发作不能吃肉，同时因各种原因也不能摄入足够的蛋和奶，可以考虑适量食用蛋白质粉。

海参

低嘌呤海产品，补肾利尿

热量：78 千卡（每 100 克可食部）
酸碱性：碱性√　酸性

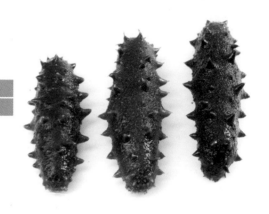

推荐用量：50 克（水发）/ 日

1/3 段 5 厘米长的海参 ≈ 50 克

为什么对痛风患者有益

海参具有补肾益精、通便利尿的作用，还含有丰富的黏多糖和软骨素，能起到降低心脏组织脂褐素和皮肤脯氨酸的作用，有利于减缓细胞衰老。此外，海参还有低嘌呤以及调节血脂、降低血液黏稠度的特点，是痛风患者理想的海产品选择。

一日三餐适宜烹调方

中 / 晚餐清炖、煮粥：清炖、煮粥最能保证海参中所含有的营养不流失，而且味道鲜美，也容易操作。也可以红烧、葱烧、烩等。海参是高蛋白、低脂肪、低胆固醇的食物，适合并发高血压、肝炎等的痛风患者食用。

烹饪时不宜放醋，因为醋会破坏海参所含有的胶原蛋白，使营养价值大大下降。

对痛风患者有益的搭配

✔ 海参 + 竹笋

竹笋富含膳食纤维，能补充营养、减肥排毒，和海参搭配，还可以补血。适合肥胖的痛风患者食用。

✔ 海参 + 黑木耳

两者搭配，具有强壮筋骨和促进尿酸、脂质等废弃物排泄的作用。

海参大枣汤利肾

取海参（水浸）50 克，大枣（干）10 克，冰糖 5 克。用清水把海参炖烂，加入大枣和少量冰糖炖 15 分钟即成。这道汤有补肾、养血的功效，适合痛风患者食用。

1. 伤风感冒、发热的痛风患者不宜吃海参。
2. 痛风患者挑选海参时注意：鲜海参皮质清晰，颜色自然，肉刺以及腹部的管足一般都比较完整；干海参宜挑选干瘪的。

防治痛风特效食谱星级推荐

葱烧海参

补肾利尿，促进血液循环

早餐☐ 午餐☑ 晚餐☑

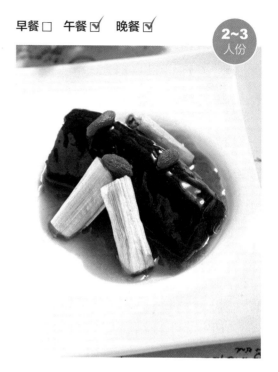

2~3
人份

材料 水发海参 200 克，葱白段 50 克。

调料 葱油 50 克，姜片、枸杞子各 5
克，料酒、酱油各 15 克，盐 3
克，葱姜汁、水淀粉各适量。

做法

1 水发海参洗净，焯烫，捞出；葱白
段炸香。

2 锅中倒葱油烧热，加酱油、料酒、
葱姜汁、姜片、枸杞子、海参炖
10 分钟，加葱白段、盐，用水淀
粉勾芡即可。

海参烩菜花

预防痛风并发肾病

早餐☐ 午餐☑ 晚餐☑

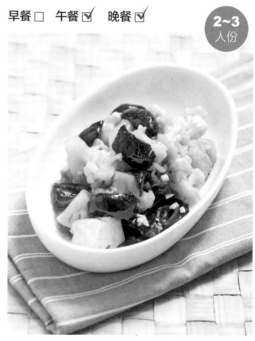

2~3
人份

材料 水发海参 150 克，菜花 300 克。

调料 蒜末 8 克，盐 4 克，蚝油、水
淀粉、植物油各适量。

做法

1 菜花洗净，掰成小朵，焯水备用；
海参洗净，切块。

2 锅里加油烧热，爆香蒜末，倒入
海参拌炒，放菜花，然后放入蚝
油、盐以及适量水。

3 起锅前倒入水淀粉勾芡即可。

海蜇

适合痛风合并高血压患者

热量：33 千卡（每100 克可食部）

酸碱性：碱性√　酸性

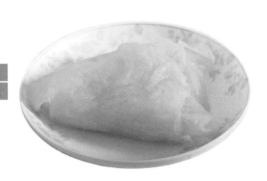

推荐用量：50 克 / 日

12 厘米 ×11 厘米的一张海蜇皮 ≈ 50 克

为什么对痛风患者有益

海蜇含有类似于乙酰胆碱的物质，可以扩张血管，降低血压。且海蜇嘌呤和脂肪含量低，因此，适合高血压和高脂血症患者食用，能预防痛风的发生。

一日三餐适宜烹调方

三餐皆宜凉拌： 海蜇一般采用凉拌的方法，热量不高，早、中、晚餐皆可食用。如果再搭配其他合适的蔬菜，可使其营养更加丰富。

对痛风患者有益的搭配

✓ 海蜇 + 黑木耳

两者搭配具有润肠通便、嫩白美肤、排尿酸、排脂质的作用，并有降压的功效。

✓ 海蜇 + 冬瓜

海蜇和冬瓜搭配，可清热、润肠、降低血压。

莴笋海蜇皮好吃又利尿

取莴笋 250 克，海蜇皮 150 克，芝麻酱 30 克，调料适量。将莴笋去皮，切成细丝，用水浸泡 20 分钟后，将水分挤干。海蜇皮洗净切丝，用凉水淋冲沥水后，将两者搅拌均匀，加入芝麻酱及麻油、白糖、精盐等调料。拌匀后即可食用。每周食用 3 ~ 5 次，具有利尿、排尿酸的功效。

---

1. 海蜇最适宜的食用方法就是凉拌，搭配其他合适的蔬菜，可使营养更丰富。
2. 买回的海蜇可先用清水漂洗一下，撕去紫红色筋膜，再用清水洗净，用水漂去咸味，切成长条即可。

⦿ 防治痛风特效食谱星级推荐

海蜇拌萝卜丝

早餐 ☑　午餐 ☑　晚餐 ☑

2~3
人份

预防急性梗阻性肾病

材料 海蜇皮 100 克,白萝卜 200 克。
调料 蒜末 6 克,生抽、醋各 10 克,
辣椒油 5 克,香油 3 克。

做法

1 海蜇皮切丝,清水浸泡、去盐分,
  洗净;白萝卜洗净,切丝。

2 将海蜇丝和白萝卜丝放盘内,加蒜
  末、生抽、醋、辣椒油、香油,拌
  匀即可。

防治痛风功效

　　海蜇和白萝卜搭配,能够起
到很好的利尿消肿、排毒去热的效
果,有助于消除痛风石。

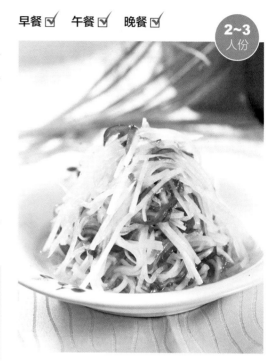

白菜拌海蜇皮

早餐 ☑　午餐 ☑　晚餐 ☑

2~3
人份

预防痛风并发高血压

材料 海蜇皮 100 克,白菜 200 克。
调料 香菜段、蒜泥、醋、香油各适
量,盐 1 克。

做法

1 将海蜇皮、白菜分别洗净,切丝。

2 将海蜇皮、白菜、盐、醋、蒜泥、
  香油和香菜段拌匀即可。

防治痛风功效

　　海蜇能促进血管舒张,降低血
压;白菜含丰富的膳食纤维。两者
搭配能有效预防痛风并发高血压。

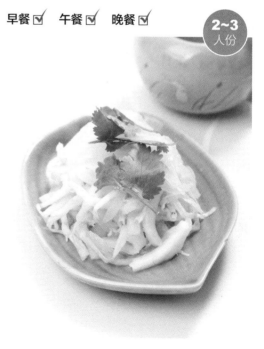

猪血

低嘌呤的"液态肉"

热量: 55 千卡（每 100 克可食部）
酸碱性: 碱性√ 酸性

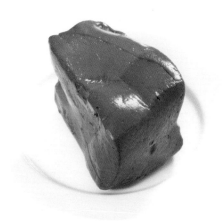

推荐用量：50 克 / 日

长 4 厘米、宽 4 厘米、高 4 厘米的一块豆腐 ≈ 50 克

为什么对痛风患者有益

猪血素有"液态肉"之称，也被叫作"血豆腐"，营养丰富。其所含蛋白质的氨基酸比例与人非常相似，很容易被人体吸收，而且猪血中嘌呤含量很低，因此，猪血很适合痛风患者食用。

一日三餐适宜烹调方

中/晚餐炒、烧、做汤： 猪血性平、味咸，不宜单独烹饪，可以先放在开水中焯一下，切块，炒、烧或做汤均可。可用猪血做汤，如猪血菠菜汤，也可用猪血炒菜，如红白豆腐、猪血炒青蒜、猪血炒韭菜等，不仅营养搭配合理，而且味道好；或将其做馅包包子或饺子，做丸子，香鲜程度不逊于猪肉。

对痛风患者有益的搭配

✔ 猪血 + 黑木耳

黑木耳和猪血同食，可清肠排毒，降低血液中的尿酸、脂质含量，保护血管。

✔ 猪血 + 韭菜

两者搭配，经济实惠，营养丰富，能润肠通便、益肾补血。

猪血枸杞汤排毒补血

取猪血 200 克，枸杞子 10 克，植物油、蒜蓉、姜末、盐、葱花各适量。猪血洗净、切片，枸杞子洗净。油锅炒香蒜蓉、姜末，加水煮开，放入猪血片、枸杞子煮开，用盐调味，撒上葱花即可。能排毒、补血。

1. 烹饪猪血时，用开水焯一下，切块，炒、烧或作为做汤的主料或副料均可。
2. 痛风患者食用猪血时一定要将猪血焯透、炒熟，且一次食用不可过多，以免增加胆固醇的摄入量。

⊚ 防治痛风特效食谱星级推荐

香炒猪血

补肾、通便

早餐 □ 午餐 ☑ 晚餐 ☑

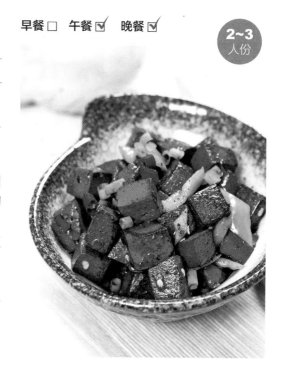

2~3
人份

材料 猪血 100 克，青辣椒 25 克。
调料 盐、葱、姜、生抽、干红辣椒、
植物油各适量。

做法

1 猪血、青辣椒洗净；青辣椒从中间
剖开，去籽，斜刀切片；猪血切
块；姜切片；葱切小段。

2 锅内放油，放入葱段、姜片、干红
辣椒煸炒出香味。

3 放入切好的猪血，加生抽、盐，
烧至猪血熟透，然后加青辣椒炒
熟即可。

菠菜猪血汤

补血润肠

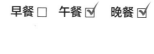
早餐 □ 午餐 ☑ 晚餐 ☑

2~3
人份

材料 猪血、菠菜各 100 克。
调料 盐 2 克，姜片 8 克，植物油适
量，香油少许。

做法

1 菠菜洗净，焯水后切段；猪血洗净
后切块。

2 锅内放油烧热，炒香姜片，放适量
开水、猪血煮沸，加菠菜段稍煮，
加盐调味，滴香油即可。

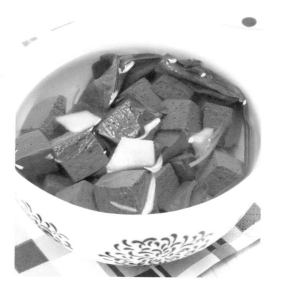

防治痛风功效

菠菜经水焯后，嘌呤含量大大
降低，和猪血搭配，不仅可减少嘌
呤的生成，还可促进尿酸的排出，
减少痛风发作。

中低嘌呤食材：
急性期不宜吃，其他时期少吃

别拒绝健康的中嘌呤植物性食品

有人认为，痛风患者不适合吃中等嘌呤的食物，这种做法既不科学，也不现实。对于中嘌呤食物，我们应该具体问题具体分析。第一是看病情，如果患者处于痛风急性发作期，中嘌呤食物确实应该在限制之列。但当痛风处于缓解期或仅仅是血尿酸升高并没发作痛风的情况下，中嘌呤食物是可以选择食用的，只是注意控制好量就行了。第二是看食物，粗粮、豆类等植物性食物一般来说是可以选择食用的。而鱼、肉等动物性食物则一定要选择好摄入的时机和摄入的量。

中嘌呤食物在痛风缓解期可适量食用

食物中的嘌呤是痛风患者一个重要的尿酸来源，所以控制嘌呤含量对痛风患者来说非常重要。痛风急性期应严格限制饮食中嘌呤的摄入，嘌呤摄入量应控制在每天 100 ～ 150 毫克以内，故痛风急性期患者应谨慎食用中嘌呤食物；缓解期可以食用中嘌呤食物，但是要控制一个量，不能经常占据食谱的主食、主菜，豆类、肉类等嘌呤含量较高的食物尤其要慎食。

大医生悄悄告诉你

痛风患者可以吃坚果吗？

痛风患者是可以吃坚果的，但是要严格控制摄入量，一般以每天 20 ～ 40 克为宜。

坚果既营养价值高又好吃，很受人们的欢迎。大部分的坚果属于碱性或中性食物，嘌呤含量相对较低。坚果中含有不饱和脂肪酸、白藜芦醇、维生素 E 等，可以减少人体对胆固醇的吸收，调节血脂，预防心血管病并发痛风。但是坚果的热量高、油脂多，痛风患者宜采用"细水长流"的方法，每天少量食用，不要间断，就有利于控制痛风。坚果的食用时间可以放在两餐之间，这样可以避免饱食后继续摄入过多脂肪，从而诱发肥胖。

常见的中嘌呤食物

食材类名称	食材	作用及饮食宜忌
肉类	鸡肉、鸭肉、鸽肉、鹌鹑、猪瘦肉、猪皮、牛肉、羊肉、兔肉	提供蛋白质。一般来说，应和蔬菜类搭配着吃。在痛风急性期不能食用
水产类及其制品	草鱼、鲤鱼、鳕鱼、鲈鱼、梭鱼、刀鱼、螃蟹、鳗鱼、鳝鱼、鲍鱼	提供蛋白质，是不饱和脂肪酸的理想来源。不宜常吃，一般10多天吃一次为宜，每天不超过75克
蔬菜类	冬笋、芦笋、青豆、菜豆、豇豆、豌豆	提供膳食纤维及维生素。嘌呤含量相对较低，且为植物来源，正常食用即可，但不建议过量
菌藻类	水发海带、水发银耳、蘑菇	提供膳食纤维和矿物质。嘌呤为植物来源，建议略少于普通人的量
坚果类	花生、腰果、芝麻、栗子、莲子、杏仁	提供蛋白质和维生素E等。但是超重和肥胖者要严格限量，每天不超过25克，体重正常者每天不超过40克

和低嘌呤食材搭配，降低饮食嘌呤等级

有的食材本身嘌呤含量较高，但是和低嘌呤食物搭配，做出来的食物嘌呤含量就会降低。比如油菜虽然属于中嘌呤食物，但其嘌呤含量在中嘌呤食物中还算低的，同时油菜还是碱性蔬菜，可帮助溶解尿酸，降低血液中的尿酸含量，和低嘌呤食物搭配后，做出的食物嘌呤含量会明显降低，甚至会降低一个等级，这样痛风患者就可以放心食用了。

选用合理的烹调方式，降低嘌呤含量

对于中嘌呤食材，可以采用合理的烹调方法，减少食材中的嘌呤量，尽量减少对痛风患者的危害，丰富痛风患者的餐桌饮食。比如烹饪肉食时，可先将肉焯水或煮熟，弃汤后再行烹调，这样肉中的很多嘌呤都已经去除，痛风患者就可以放心食用了。

大米

促进尿酸排出

| 热量：347 千卡（每100 克可食部） |
| 酸碱性：碱性 酸性√ |

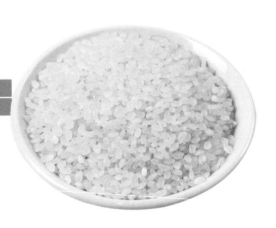

推荐用量：50 克 / 日

3 勺（15 毫升的大勺）大米（生重）≈ 50 克

为什么对痛风患者有益

大米所含的钾、镁等，可有效碱化尿液，增加尿酸在尿液中的溶解度，促进体内尿酸排出体外。精制大米嘌呤含量较未加工前低，更适合痛风患者食用。

一日三餐适宜烹调方

早 / 晚做粥： 建议添加莲子做大米莲子粥，莲子具有补中益气、固肾培本的功效，有助于排尿，防痛风。

中午做饭： 一般白饭即可，也可添加少量薏米，薏米有利尿的作用，但性微寒，因此，严重的脾胃虚寒、体质虚弱的痛风患者不宜用薏米。

1. 胃酸过多的痛风患者不宜食用。
2. 烹调时，不要过度淘洗，避免营养物质流失太多。

对痛风患者有益的搭配

✔ **大米 + 黑米**

两者同食，可防止餐后血糖急剧上升，平稳血糖。适宜痛风合并糖尿病患者食用。

✔ **大米 + 山楂**

两者合用既能助消化，还能辅助降压、降脂。

✔ **大米 + 山药**

两者嘌呤含量均较低，搭配在一起有助于提高食物的营养和风味，也是常见的粗细搭配用法。

大米茶利尿降糖

取未加工的大米 30 克，洗净晾干，炒锅翻炒至黄褐色，然后再用煮锅加水煮，水开 5 分钟后，将未加工的米过滤留水作茶饮用即可。这款茶具有利尿降糖的作用，尤其适合痛风合并糖尿病患者饮用。

◎ 防治痛风特效食谱星级推荐

二米饭

碱化尿液

早餐□ 午餐☑ 晚餐□

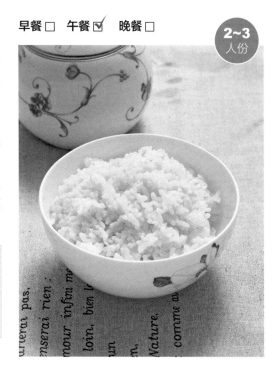

2~3
人份

材料 大米 100 克，小米 30 克。

做法

1 大米、小米淘净，用水浸泡 30 分钟。

2 在电饭锅中加入适量清水，放入 大米和小米，按下煮饭键，跳键 后不要马上开盖，再闷一会儿。

防治痛风功效

两者同属于低嘌呤食材，搭配食 用，可以健脾益胃、碱化尿液，并 能促进尿酸排出，辅助治疗痛风。

莲子大米粥

缓解和减轻关节疼痛

早餐☑ 午餐□ 晚餐☑

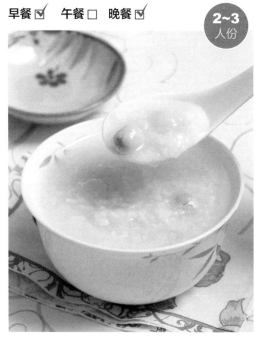

2~3
人份

材料 大米 40 克，莲子 25 克。

调料 冰糖少许。

做法

1 莲子洗净，去心；大米淘洗干净， 用水浸泡 30 分钟。

2 锅内加水烧沸，放莲子和大米， 大火煮沸后转小火继续熬煮至粥 黏稠，最后加入冰糖稍煮即可。

防治痛风功效

莲子富含钙、磷、镁、钾等元 素，搭配大米同做粥，可促进尿酸 排泄，缓解关节疼痛。

糯米

缓解痛风症状

热量：350 千卡（每100 克可食部）

酸碱性：碱性　酸性√

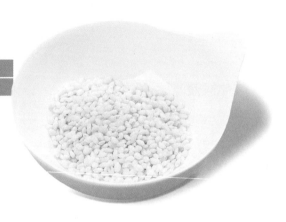

推荐用量：50 克 / 日

3 勺（15 毫升的大勺）糯米（生重）≈ 50 克

为什么对痛风患者有益

糯米有补中益气、固表的作用，且嘌呤含量低，可缓解痛风症状，适合痛风患者经常食用，可强身健体。

一日三餐适宜烹调方

早 / 晚做粥或甜品：糯米为八宝粥主料，适量添加红小豆、花生、莲子、核桃、大枣等，其中的红小豆、莲子等都有固肾利尿的作用，有助于防治痛风。

中午做饭或粽子、汤圆：糯米不易消化，痛风患者不宜食用太多。

对痛风患者有益的吃法

✔ 葡萄 + 糯米

葡萄含有叶酸，与糯米同食，可结合其中的铁，维持红细胞正常活动，避免尿酸升高，从而预防痛风。

✔ 大枣 + 糯米

两者同食具有温中祛寒的功效，还可改善脾胃虚弱症状。

糯米菊花粥增强肝脏解毒功能

取糯米 100 克，水发银耳、蜂蜜各 10 克，菊花 3 朵一同煮粥食用。此粥可增强痛风患者肝脏的解毒能力，减轻身体负担。

---

1. 煮糯米粥时，不要用冷的自来水煮，因为自来水中含有氯，会破坏糯米中的维生素，如维生素 B_1。痛风患者食用糯米时，最好选择开水煮食，以减少对维生素的破坏。

2. 用糯米煮粥时，不要下锅以后就不管了，应该是水开后将米下锅，搅拌几下，然后盖上锅盖大火煮开，再改小火，一直到出锅前要每隔十几分钟就掀开锅盖搅拌一会儿，这样煮出来的粥口感较好。

防治痛风特效食谱星级推荐

大枣莲子糯米粥

早餐 ☑ 午餐 □ 晚餐 ☑

2~3 人份

对高尿酸血症者有益

材料 鲜莲子30克，糯米50克，大枣
2颗。

调料 白糖适量。

做法

1 新鲜莲子去心，洗净；糯米洗净后，
浸泡 4 小时；大枣洗净去核。

2 锅中加水烧开，放入备好的材料
小火熬煮成粥，加白糖即可。

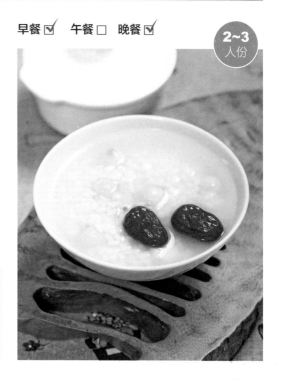

防治痛风功效

　　大枣中的维生素 C 能促进尿酸
排出，莲子富含钙、磷、镁、钾等，
搭配糯米，对高尿酸血症者有益。

红豆粽子

早餐 ☑ 午餐 ☑ 晚餐 □

2~3 人份

嘌呤含量低

材料 圆粒糯米 100 克，红小豆 20
克，鲜苇叶适量。

做法

1 糯米、红小豆分别洗净，浸泡 4
小时；然后将两者混合均匀。

2 苇叶洗净，烫软捞出，剪掉顶端硬
的部分，将两张苇叶折成漏斗形。

3 填满糯米与红小豆，包裹起来，形
成四角粽，用线扎紧成粽子，放入
高压锅，放足量的水，用箅子压
紧，箅子上再放个装满水的大碗。

4 盖好锅盖大火烧开，转小火煮 1
小时，关火后再闷 1 小时即可。

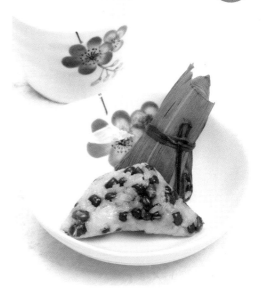

荞麦

对合并肥胖、糖尿病患者有益

| 热量：337 千卡（每 100 克可食部） |
| 酸碱性：碱性　酸性√ |

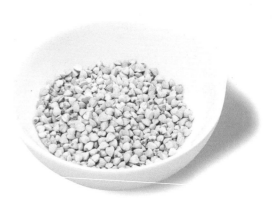

推荐用量：60 克 / 日

4 勺（15 毫升的大勺）荞麦（生重）≈ 60 克

为什么对痛风有益

荞麦中所含的膳食纤维能促进有毒物质的排泄，有减肥作用；所含的烟酸和维生素 P 能软化血管，有降血脂作用；富含钾、镁等元素，能减少尿酸在体内的沉积，调节酸碱平衡，扩张血管及降低胆固醇。所以，痛风合并肥胖症、痛风合并高血压及痛风合并糖尿病患者可常食荞麦。

一日三餐适宜烹调方

三餐做主食：单独用荞麦粉，或与少量其他五谷粉类一起做成面条、煎饼、馒头等主食食用。荞麦煎饼松软、口感好；用肉末和黄瓜拌荞麦面条，清爽不腻，容易消化。

冲饮：将苦荞炒制后，用沸水冲泡，长期饮用能防痛风。

对痛风有益的搭配

☑ **荞麦 + 大米**

荞麦是粗粮，用其煮粥或蒸饭时加些大米，粗细搭配，可使得营养更均衡，是痛风患者理想的主食选择。

☑ **荞麦 + 薏米**

两者搭配可降血压、降血脂、降血糖。

荞麦面调肠胃

取荞麦面 10 克，炒香，加清水煮成稀糊状服食。可用于夏季肠胃不和的调理。

1. 由于荞麦嘌呤含量中等，最好搭配低嘌呤谷类食用。
2. 荞麦米质较硬，直接烹煮不易做熟，烹调前宜先用清水浸泡数小时。可做成扒糕、粥及冲剂等。但痛风患者食用荞麦的频率不能太频繁，最好隔天再吃。

防治痛风特效食谱星级推荐

麻酱荞麦凉面

早餐☑ 午餐☑ 晚餐☑

2~3
人份

调节体内酸碱平衡

材料 荞麦面条 150 克，青椒、红椒、黄椒、绿豆芽各 20 克，芝麻酱 25 克。

调料 酱油、盐各 3 克，蒜泥 5 克，香油、白糖各少许。

做法

1 将所有蔬菜洗净，青椒、红椒、黄椒切成均匀的细丝；绿豆芽焯水；将面条煮熟，捞出后用凉开水冲凉，沥干。

2 将芝麻酱、酱油、蒜泥、香油、盐、白糖及少许水，搅拌均匀。

3 将面条放入碗中，铺上蔬菜，浇上调好的麻酱汁即可。

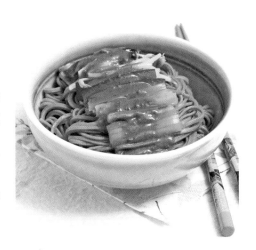

荞麦猫耳朵

早餐☑ 午餐☐ 晚餐☑

2~3
人份

减脂瘦身

材料 荞麦面 200 克。

调料 盐适量。

做法

1 荞麦加水和面，揉好稍饧。

2 将荞麦面搓成手指粗的圆条，然后切成指甲盖大小的剂，用一个拇指在另一个手掌中搓成猫耳朵状的小卷，放入沸水锅中蒸熟即可。

防治痛风功效

荞麦的膳食纤维可促进尿酸、脂质的排出，具有减脂瘦身的作用，肥胖的痛风患者可经常食用。

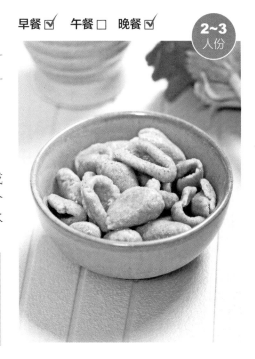

豆腐

改善酸性体质，辅助防治痛风

热量：82 千卡（每 100 克可食部）
酸碱性：碱性√ 酸性

推荐用量：50 克／日

长 4 厘米、宽 4 厘米、高 4 厘米的一块豆腐 ≈ 50 克

为什么对痛风有益

豆腐有"植物肉"的美称，营养丰富，可改善酸性体质，降低血脂，促进尿酸排出体外，对痛风有一定的辅助防治功效。在黄豆制成豆腐的过程中，大部分嘌呤已经流失，因此，痛风患者可以适量食用。

一日三餐适宜烹调方

三餐宜做菜、做汤：豆腐中缺少人体必需的氨基酸——蛋氨酸，烧菜时把豆腐和其他肉蛋类食物搭配，可大大提高豆腐中蛋白质的利用率。豆腐在煮之前先泡在盐水里 30 分钟，下锅后就不容易煮破了。

由于嘌呤可溶于水中，食用豆腐时，如果不放心，可以把豆腐或豆腐干等切成片或小块，放入开水锅中煮烫 3 ~ 5 分钟，捞起弃汤。这样可减少其嘌呤含量，对痛风患者健康有利。

对痛风有益的搭配

✔ **黑木耳 + 豆腐**

两者均为健康食品，同食可降低胆固醇，预防高脂血症的发生，减少患痛风的风险。

海带拌豆腐皮降脂减肥

将海带丝和豆腐皮丝焯熟，加红椒丝、蒜泥、醋、酱油、盐拌匀即可。豆腐含有较多的植物蛋白，海带富含可溶性膳食纤维和碘。同时不含胆固醇，脂肪含量很低。此道菜适合肥胖伴血尿酸升高的患者选用。

> 1. 豆腐富含植物雌激素，适合更年期女性经常食用。
> 2. 胃寒者和易腹泻、腹胀、脾虚者以及常出现遗精的肾亏者不宜多食。

防治痛风特效食谱星级推荐

菠萝豆腐

早餐 ☑   午餐 ☑   晚餐 ☑

健脾胃，抗酸化

材料 豆腐 200 克，菠萝肉 50 克。

调料 葱末、姜末、蒜末各 5 克，番茄酱 3 克，
盐 1 克，植物油适量。

做法

1 将豆腐切小块，在沸水中焯一下；菠萝肉切成
小丁，入淡盐水中泡 5 分钟。

2 锅置火上，倒入植物油烧至六成热，放入葱末、
姜末、蒜末爆香，倒入番茄酱熬出红油，再倒
入豆腐块和菠萝丁炒熟，加盐翻炒均匀即可。

防治痛风功效

　　豆腐嘌呤含量中等，
但属于植物性嘌呤，对血
尿酸影响不大，并且过水
后嘌呤含量大大减少；菠
萝不仅嘌呤含量低，并且
含有菠萝蛋白酶，可促进
消化。两者搭配，适合脾
虚型痛风患者食用。

2~3
人份

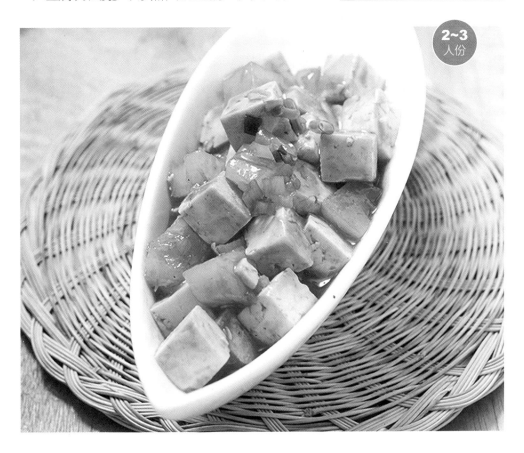

油菜
帮助降尿酸

| 热量：25千卡（每100克可食部） |
| 酸碱性：碱性√　酸性 |

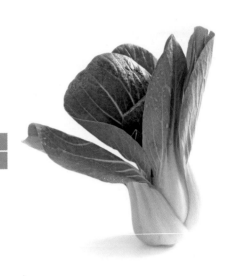

推荐用量：60克/日

一棵中等大小的油菜 ≈ 60克

为什么对痛风患者有益

中医认为，油菜有散血消肿之功效。油菜中丰富的膳食纤维能与胆酸盐和食物中的胆固醇及甘油三酯结合，并从粪便排出，从而减少脂类的吸收。另外，油菜中维生素C的含量比大白菜高2倍多，可帮助尿酸排出体外。

一日三餐适宜烹调方

早/晚榨汁，做汤、粥： 小油菜的叶子比较柔软，非常适合煮粥或煲汤，将切细碎的油菜加入快煮好的大米粥或鸡蛋汤中，不仅可丰富口感，也可增强其防痛风效果。

三餐皆宜炒菜： 油菜单做或与黑木耳、瘦肉、鸡蛋一起用大火烩炒食用，都有不错的防痛风效果。

烹制油菜时要现做现切，并用大火爆炒。痛风患者可以将整棵油菜余烫后烹饪食用，以减少嘌呤含量。

对痛风患者有益的搭配

✔ 油菜 + 豆腐

两者搭配食用，能起到止咳平喘、增强免疫力的功效。

✔ 油菜 + 鸡肉

两者搭配能够强化肝功能、防止皮肤过度角质化，不妨试试。

✔ 油菜 + 黑木耳

油菜与黑木耳搭配，无论从营养角度还是色、香、味的角度来说都是不错的选择。此菜富含膳食纤维，可减少脂肪和嘌呤的吸收。

油菜汁消肿解毒

油菜与牛奶一同打成汁，然后用适量蜂蜜调匀，能消肿解毒。

1. 油菜属于含钙较高的蔬菜，同时作为蔬菜可以摄入的量较大，也可以作为日常钙的来源之一。
2. 巧挑选：新鲜的油菜茎短、叶肉较厚实，呈深绿色。

防治痛风特效食谱星级推荐

虾仁油菜

早餐 ☑ 午餐 ☑ 晚餐 ☑

防治痛风并发高血压

材料 油菜 200 克，虾仁 80 克。

调料 蒜末 10 克，盐 3 克，植物油适量，香油少许。

做法

1 油菜洗净，切长段，焯烫，控干；虾仁洗净控干。

2 油锅烧热，爆香蒜末，倒虾仁炒至变色，放油菜翻炒，加盐、香油炒熟即可。

> **防治痛风功效**
>
> 油菜炒之前，先焯烫一下，可减少用油量。加入蒜末调味，适量少放点盐，有利于降压，同时也能使这道菜更鲜美。这道菜适合痛风患者缓解期食用。

2~3 人份

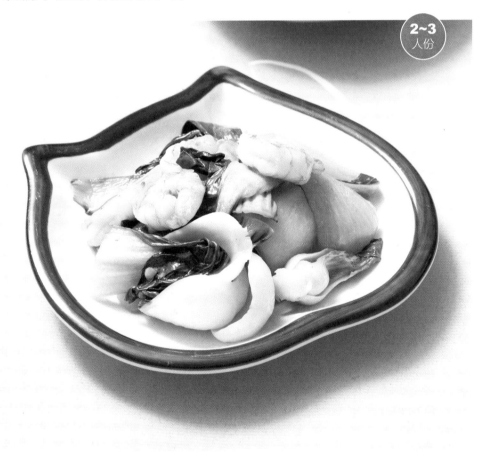

茼蒿
消肿利尿

热量：24千卡（每100克可食部）
酸碱性：碱性√　酸性

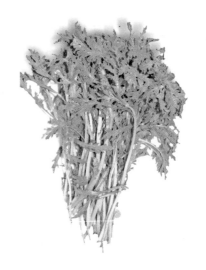

推荐用量：80 克 / 日

4 根中等大小的茼蒿 ≈ 80 克

为什么对痛风患者有益

茼蒿含有丰富的维生素、钾以及多种氨基酸等营养物质，有消肿利尿、降压补脑、养心安神的功效，平时可适量食用。

一日三餐适宜烹调方

三餐皆宜凉拌、快炒： 茼蒿焯烫后，加坚果碎、蒜蓉、麻酱等一起凉拌后食用，口感清爽。茼蒿可与鸡蛋、豆腐、肉类等一起炒制，也可单独清炒，清炒后有一股特殊的香味，而且可消肿利尿。

对痛风患者有益的搭配

✅ 茼蒿 + 鸡蛋

两者搭配食用，可提高机体对维生素 A 的吸收，从而促进血液循环，预防动脉硬化，减少尿酸沉积。

✅ 茼蒿 + 兔肉

兔肉煮熟后和茼蒿凉拌食用，有补血润燥、补中益气、清热利湿的作用。

茼蒿蛋白饮可缓解血压升高引起的头晕目眩

取鲜茼蒿 250 克，鸡蛋（取蛋清）3 个，香油、盐各适量。将鲜茼蒿洗净，放清水中煎煮，将要熟时加入鸡蛋清再煮片刻，加香油、盐适量即可。经常佐餐食用，具有清热、养心安神、降血压的功效，可缓解血压升高引起的头晕目眩。

1. 茼蒿中的芳香精油遇热易挥发，会减弱茼蒿的健胃作用，烹调时应大火快炒。
2. 茼蒿与肉、蛋类食物共炒可提高其维生素 A 的利用率。

防治痛风特效食谱星级推荐

双仁拌茼蒿

利水、保护心血管

早餐 ☑　**午餐** ☑　**晚餐** ☑　**2~3人份**

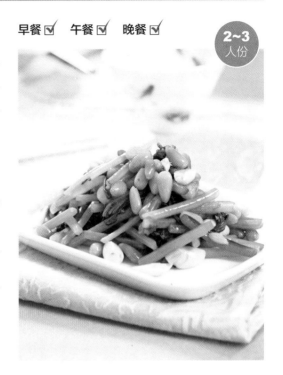

材料 茼蒿 250 克，松子仁、花生仁各 25 克。

调料 盐 3 克，香油 2 克。

做法

1 将茼蒿择洗干净，下入沸水中焯 1 分钟，捞出，晾凉，沥干水分，切段；松子仁和花生仁挑去杂质。

2 炒锅置火上烧热，分别放入松子仁和花生仁炒熟，取出，晾凉。

3 取盘，放入茼蒿，用盐和香油拌匀，撒上松子仁和花生仁即可。

茼蒿豆腐

清热利水

早餐 ☑　**午餐** ☑　**晚餐** ☑　**2~3人份**

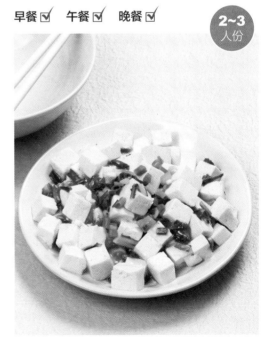

材料 茼蒿 150 克，豆腐 300 克。

调料 葱花 5 克，盐 3 克，水淀粉、植物油各适量。

做法

1 茼蒿择洗干净，切末；豆腐洗净，切丁。

2 炒锅置火上，倒入植物油烧至七成热，放葱花炒香，放入豆腐丁翻炒均匀。

3 锅中加适量清水，烧沸后转小火，倒入茼蒿末翻炒 2 分钟，用盐调味，水淀粉勾芡即可。

韭菜
预防因血脂异常导致的痛风

热量: 29 千卡(每100 克可食部)

酸碱性: 碱性√ 酸性

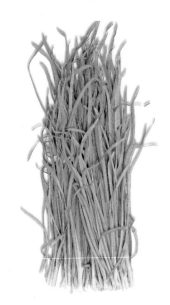

推荐用量: 50 克 / 日

15 根比较粗的韭菜 ≈ 50 克

为什么对痛风患者有益

韭菜含有的膳食纤维,可促进肠道蠕动,同时又能减少机体对胆固醇的吸收,对预防和治疗血脂异常导致的痛风有很好的作用,还能补肾壮阳。

一日三餐适宜烹调方

三餐皆宜炒食,做包子、盒子,包饺子: 韭菜常见的烹调方法为炒食、做汤、做馅等。韭菜很容易熟,炒的时候要大火快炒,这样既能减少营养素的破坏,而且口感好,更能增强食欲。炒韭菜时最后放盐,除了可减少水溶性降脂成分的流出,还能降低盐分的吸收,对痛风患者有益。

对痛风患者有益的搭配

✅ 韭菜 + 核桃仁

核桃仁与韭菜搭配,可起到补肾壮阳、调节血脂、预防痛风的作用。

✅ 韭菜 + 鲫鱼

两者搭配能预防慢性病的发生,还能促进排毒。

✅ 韭菜 + 猪瘦肉

韭菜含有蒜素,猪瘦肉含有维生素 B_1,两者搭配同食,可帮助痛风患者集中注意力,消除疲劳。

韭菜汁补中益气

连根韭菜 250 克。将韭菜洗净后捣成汁即可。温开水冲服,每日 3 次。此方有补中益气的功效。

1. 韭菜不易消化,容易导致上火,阴虚火旺的痛风患者不宜食用。
2. 痛风患者宜挑选这样的韭菜: 根根均匀整齐,新鲜挺拔,不湿水,窄叶韭菜味更浓。

防治痛风特效食谱星级推荐

韭菜鸡蛋盒子

早餐 ☑ 午餐 ☐ 晚餐 ☑

4~6
人份

预防痛风并发高脂血症

材料 韭菜末 200 克，鸡蛋 3 个，面粉 500 克。

调料 盐 5 克，植物油适量，胡椒粉少许。

做法

1 鸡蛋洗净，磕开，加盐调成蛋液，炒成块，盛出；韭菜末、鸡蛋块、胡椒粉做成馅。

2 取面粉，加温水，制成面团，饧 20 分钟，揉搓，下剂子，擀成面皮，包入馅料，做成半月形生坯。

3 取平底锅放适量植物油烧至五成热，下入生坯，煎至两面金黄即可。

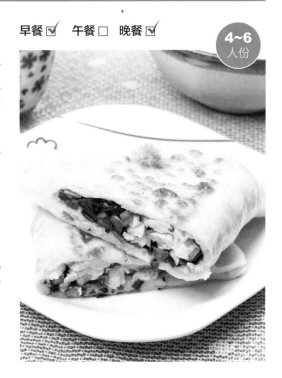

豆腐干炒韭菜

早餐 ☑ 午餐 ☑ 晚餐 ☑

2~3
人份

改善人体酸碱度

材料 韭菜 300 克，豆腐干 1 块，虾皮 10 克。

调料 植物油适量。

做法

1 豆腐干洗净，切细丝；韭菜择洗干净，用清水浸泡半小时，捞出切段。

2 炒锅置火上，倒油烧热，放入韭菜段、豆腐干丝及虾皮，快速翻炒至韭菜断生，装盘即可。

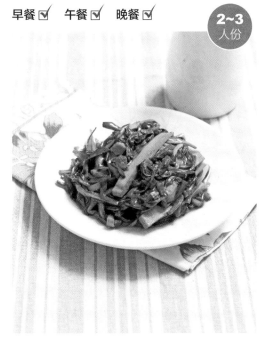

海带

防止尿酸盐结晶产生

热量：13 千卡（每 100 克可食部）

酸碱性：碱性√ 酸性

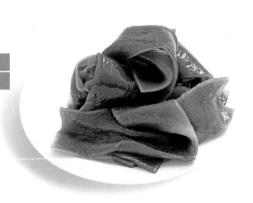

推荐用量：水发海带一日不超过 150 克

6~8个中等大小的海带结≈120~150克

为什么对痛风患者有益

海带富含膳食纤维，能够帮助清除堆积在血管壁上的胆固醇，促进排泄，通畅血管，对预防尿酸升高、防止尿酸盐结晶有不错的效果。

一日三餐适宜烹调方

三餐皆宜凉拌、做汤：海带浸泡或焯烫后，可与芹菜、青椒、黄瓜、豆腐丝、土豆等一起凉拌后食用，不但爽口，而且预防痛风的效果也不错。煮海带时滴入几滴醋，既能去除海带的腥味，又能使海带快速变软。吃海带后不要马上喝茶，也不要立刻吃酸涩的水果，这两种食物都会阻碍人体对海带中铁的吸收。

对痛风患者有益的搭配

✅ 海带 + 白糖

两者搭配食用，能够清咽利喉，对有咽炎的朋友而言是不错的选择。

✅ 海带 + 冬瓜

两者同食，可起到消肿利湿、降压降脂、促进体内有毒物质排泄的作用，适合痛风伴有代谢综合征者食用。

海带绿豆汤缓解痛风合并高脂血症

取绿豆 100 克，水发海带 100 克。将绿豆洗净，海带切丝，然后加水煮熟即可服食。绿豆有降脂作用，可增加胆固醇的排泄；海带也有独特的降脂抗凝作用。两者搭配的这款汤适合痛风合并高脂血症患者食用。

1. 海带是一种碱性食品，摄入油腻食物时可搭配食用，不仅可减少脂肪在体内的积存，帮助痛风患者减肥，还能增加人体对钙的吸收。
2. 宜选择色泽绿褐油润、肉质较厚实、条长体宽、破裙少的海带。

◎ 防治痛风特效食谱星级推荐

胡萝卜炒海带丝

早餐☐ 午餐☑ 晚餐☑

2~3
人份

降低血脂和血尿酸水平

材料 胡萝卜、海带丝（泡发）各 100 克，青椒 50 克。

调料 葱花、蒜片、酱油各 5 克，植物油、醋、盐各适量。

做法

1 胡萝卜洗净，切丝；海带丝用清水洗净；青椒洗净去蒂，切丝。

2 锅置火上，倒入植物油烧至六成热，下入蒜片、葱花爆香，放入胡萝卜丝炒至七成熟，再放入海带丝翻炒片刻，放入青椒丝炒至熟，最后加入醋、盐和酱油，炒匀即可。

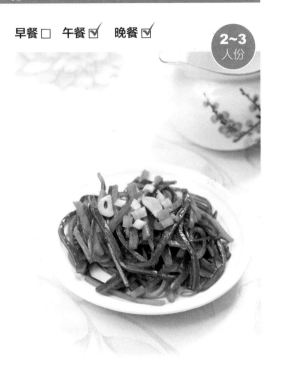

蒜香海带丝

早餐☑ 午餐☑ 晚餐☑

2~3
人份

预防痛风

材料 水发海带 200 克。

调料 大蒜 3 瓣，熟黑芝麻 5 克，姜片 5 克，盐 2 克，香油少许，酱油、醋各 8 克。

做法

1 将大蒜和姜片分别捣成泥，备用；海带洗净后过滚水氽烫，沥干水分，切成丝。

2 在海带丝中倒入蒜泥和姜泥，再浇上酱油、醋、香油、盐和熟黑芝麻搅拌均匀即可。

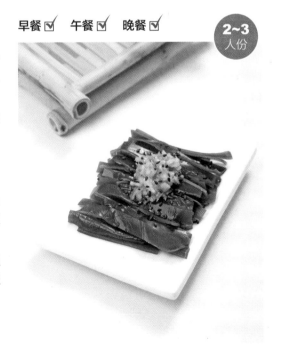

杏仁
适宜痛风合并心脏病患者食用

热量：578 千卡（每 100 克可食部）

酸碱性：碱性√ 酸性

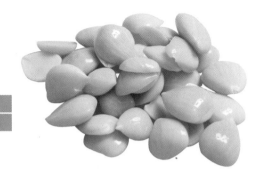

推荐用量：5 克 / 日

0.4 平勺（15 毫升的大勺）杏仁 ≈ 5 克

为什么对痛风患者有益

杏仁含有丰富的维生素 E、蛋白质、钾及不饱和脂肪酸，有降压、降脂、降低心脑血管疾病的效果，可辅助治疗痛风合并心脏病、高血压等症。

一日三餐适宜烹调方

早 / 晚餐做杏仁露、沙拉： 将杏仁榨成细浆，煮成杏仁露，可降低血清中胆固醇含量和甘油三酯水平，适合痛风合并高脂血症患者食用。痛风患者可将杏仁磨成粉状，拌入沙拉、蔬菜中。

三餐皆宜炒： 杏仁搭配芹菜、胡萝卜等炒食，因这三种食材都呈碱性，且含钾、镁、钙等营养素，适合血尿酸增高及痛风患者食用。

对痛风患者有益的搭配

☑ 杏仁 + 牛奶
杏仁可与牛奶搭配食用，补充蛋白质，养心，适合痛风患者食用。

☑ 杏仁 + 百合
两者搭配，具有润肺止咳的功效，适合痛风患者雾霾天食用。

☑ 杏仁 + 枇杷
两者都含有多酚物质，可降低胆固醇，预防老化、癌症与一些慢性病。

麻黄杏仁汤宣肺平喘

桂枝 6 克，麻黄 9 克，杏仁 6 克，甘草 3 克。取 1800 毫升水，先放麻黄煎煮至 1400 毫升，去沫。然后放入桂枝、杏仁、甘草，煎至 500 毫升，去渣滓即可。温服此汤，每日 1 剂。具有宣肺平喘的功效，常用于辅助治疗感冒、支气管哮喘等症。

> 便秘、肺部不适的痛风患者可适量进食杏仁，能润肠通便、治疗咳嗽等。但杏仁含有微量毒素，因此不可过量食用。

防治痛风特效食谱星级推荐

草莓杏仁奶

早餐 ☑ 午餐 □ 晚餐 ☑

2~3
人份

保护骨骼

材料 草莓 100 克，杏仁 5 克，牛奶
    100 毫升。

做法

1 草莓洗净，切块；杏仁洗净，切碎。

2 将备好的材料一起放入果汁机中，
  搅打均匀即可。

防治痛风功效

　　这款饮品可补血、补钙，帮
助痛风患者预防因缺钙而引起的
骨质疏松症，避免其病情进一步
恶化。

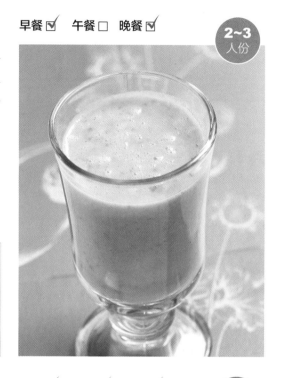

杏仁炒芹菜

早餐 ☑ 午餐 ☑ 晚餐 ☑

2~3
人份

对抗酸性物质

材料 杏仁 5 克，胡萝卜 30 克，芹菜
    200 克。

调料 葱、姜各 5 克，盐 3 克，五香
    粉少许，植物油适量。

做法

1 胡萝卜洗净，切片；芹菜洗净，
  切段。

2 锅内放油，烧至七成热，加入葱、
  姜爆香，倒入胡萝卜片翻炒。

3 将杏仁放入锅内，稍微翻炒后，加
  入芹菜段，然后一起翻炒，加入盐
  和五香粉炒熟即可。

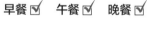
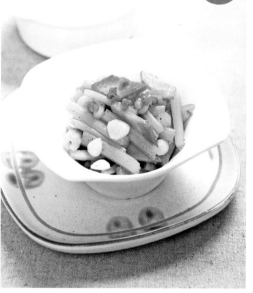

中高嘌呤食物尽量不吃，
非急性期可少量分配到三餐

水浸红小豆

利尿排酸

热量：324 千卡（每 100 克可食部）
酸碱性：碱性 √ 酸性

推荐用量：一日不超过 30 克

2 勺（15 毫升的大勺）红小豆（生重）≈ 30 克

为什么对痛风有益

红小豆含有丰富的膳食纤维、皂角苷、钾等营养成分，能有效改善酸性体质，并能利尿消肿，还有清心养神、健脾益肾的功效，对痛风的治疗有很好的帮助。

一日三餐适宜烹调方

早/晚餐做豆沙包、粥、汤： 红小豆质地较硬，不易煮熟，因此在烹调前宜先用清水浸泡数小时，使其含有的营养成分能够发挥作用。痛风患者可以常用红小豆与冬瓜煮汤饮用，以清热利尿，利于疾病调养。

午餐做饭： 将红小豆、玉米、糙米和大米搭配做饭，能延缓餐后血糖升高速度，既能控糖又能利尿。此外，痛风患者不宜吃红小豆甜品。

对痛风有益的搭配

☑ 红小豆 + 薏米

红小豆和薏米都具有利水消肿的功效，两者搭配吃效果更明显，辅助治疗肾炎水肿的效果很好。

红豆汤利尿消肿

取红小豆 50 克，洗净，放入锅中，加适量水煎，取煎液。红小豆有利尿消肿、清热利湿、解毒排脓等功效。红豆汤外用可改善局部血液循环，减轻痛风症状。

1. 红小豆含有较多的碳水化合物，是传统的杂粮，可以用来代替一部分主食，也可以与大米等主食搭配在一起食用，制作红豆粥、红豆饭等。
2. 痛风患者夏季可以常用红小豆与冬瓜煮汤饮用，能清热利尿。

防治痛风特效食谱星级推荐

红豆饭

早餐☐ 午餐☑ 晚餐☐

2~3
人份

利尿、补血

材料 红小豆 25 克，大米 100 克。

做法

1 红小豆洗净，浸泡 6 ～ 8 小时；大米洗净，浸泡 30 分钟。

2 把大米和红小豆倒入电饭锅内，加适量水蒸熟即可。

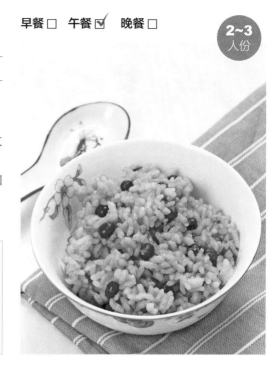

防治痛风功效

红豆饭既可为人体补充充足的碳水化合物，又可利尿消肿、补气养血、健脾益胃，可预防痛风石沉积。

莲子红豆花生粥

早餐☐ 午餐☑ 晚餐☐

2~3
人份

降低血尿酸水平

材料 红小豆 50 克，花生仁 30 克，大米 50 克，莲子 10 克。

做法

1 红小豆淘洗干净，用清水浸泡 4 ～ 6 小时；花生仁挑净杂质，洗净，用清水浸泡 4 小时；莲子洗净，用清水泡软；大米淘洗干净。

2 锅置火上，倒入适量清水烧开，下入红小豆、花生仁、大米、莲子，大火烧开后转小火煮至锅中食材全部熟透即可。

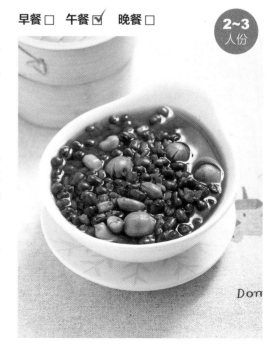

水浸绿豆

碱化尿液

热量：329 千卡（每 100 克可食部）
酸碱性：碱性√　酸性

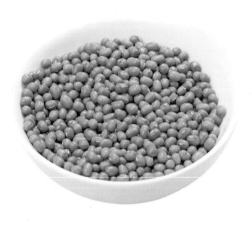

推荐用量：一日不超过 50 克

3 勺（15 毫升的大勺）绿豆（生重）≈ 50 克

为什么对痛风有益

绿豆作为一种碱性食物，可为痛风患者补充丰富的 B 族维生素及矿物质，同时碱化尿液，起到利尿的作用；而且脂肪少，能避免肥胖。绿豆汤有利尿的功能，适合血尿酸高、痛风及高血压患者。现代医学认为，喝绿豆汤还有降低血压和胆固醇、防止动脉粥样硬化等功效。

一日三餐适宜烹调方

早 / 晚餐喝粥、汤： 绿豆与大米、小米等一起煮成粥，夏季食用，也有很好的利尿、降暑效果。绿豆加清水煮成汤、热饮或是放至温凉后加冰糖，可代茶、代水饮用，是夏季很好的饮料。

午餐做饭： 做大米饭时，抓一把利尿的绿豆、红小豆等放进去，可排尿酸、防痛风。

对痛风有益的搭配

☑ **绿豆 + 南瓜**

绿豆搭配南瓜，可起到缓解头晕乏力、利尿、降脂等多种功效。

☑ **绿豆 + 黑木耳**

两者搭配，可清热除烦、凉血降压，预防痛风并发高血压。

冬瓜绿豆汤消脂减肥

取冬瓜 200 克，绿豆 100 克，姜 3 片，盐 2 克。将绿豆洗净倒入锅中炖至将熟，冬瓜去皮、瓤，洗净切块，再连皮与姜片一起放锅内烧熟，加盐调味即可。这款汤可消脂减肥，辅助预防痛风。

1. 煮绿豆汤时最好不要加碱，加碱会破坏绿豆中的 B 族维生素，导致其营养价值下降。
2. 服中药的痛风患者最好不要喝绿豆汤，以免减低药效。

◎ 防治痛风特效食谱星级推荐

苦瓜绿豆汤

利尿去火

早餐 ☑ 午餐 □ 晚餐 ☑

2~3 人份

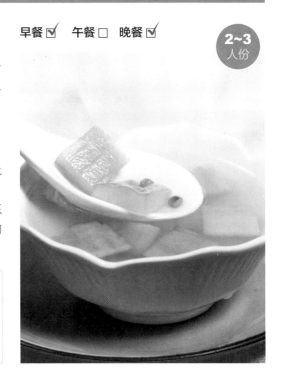

材料 苦瓜 100 克，绿豆 50 克。
调料 陈皮少许。
做法

1 绿豆洗净，浸泡 4 小时；苦瓜洗净，切块；陈皮洗净备用。

2 锅置火上，加入适量清水，放入陈皮，煮沸后放入苦瓜、绿豆，炖约 30 分钟至绿豆熟即可。

防治痛风功效

此汤能清热消暑、利尿去火、降压降脂、稳定血糖，非常适合夏季食用。

玉米绿豆饭

排尿酸、减肥

早餐 □ 午餐 ☑ 晚餐 □

2~3 人份

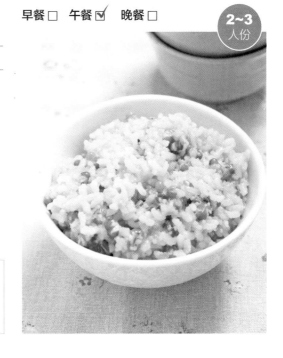

材料 绿豆、玉米（黄）、大米各 50 克。
做法

1 绿豆、玉米、大米分别淘洗干净；大米浸泡 20 分钟；玉米浸泡 4 小时；绿豆浸泡一晚，用蒸锅蒸熟，待用。

2 用电饭锅做米饭，先将浸泡好的玉米入锅煮开约 15 分钟，后加入大米、绿豆做成米饭即可。

防治痛风功效

绿豆和玉米均富含膳食纤维，可帮助痛风患者排尿酸、消脂减肥。

牛肉

痛风缓解期的营养补给

热量：125 千卡（每100 克可食部）
酸碱性：碱性 酸性√

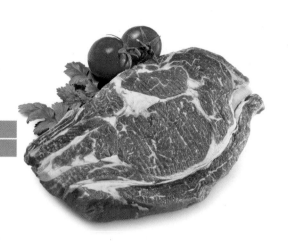

推荐用量：80 克 / 日

厚2厘米、手掌大小的牛肉块 ≈ 80 克

为什么对痛风患者有益

牛肉有补精血、温经脉的作用，能滋养脾胃、强筋健骨、利尿消肿，适用于水肿、小便不利、腰膝酸软等患者。牛肉的嘌呤含量中等，痛风患者急性期不宜食用，但可以作为痛风缓解期患者的营养补充。

一日三餐适宜烹调方

早/晚餐做粥： 做牛肉粥，早餐可用牛肉片，晚餐可切成碎末。

午餐做菜： 用牛肉做菜时，搭配上也有讲究。比如最简单的萝卜炖牛腩，胡萝卜、白萝卜都可以。还有洋葱配牛肉，可额外补充维生素和膳食纤维。

对痛风患者有益的搭配

✅ 牛肉 + 洋葱

两者搭配食用，能够帮助痛风患者消除疲劳，提高身体的抗病能力。

✅ 牛肉 + 土豆

牛肉可补充蛋白质，土豆可提供足够的热量，两者营养互补，帮助痛风患者均衡营养。

牛肉薏米汤缓解关节肿痛

取无筋膜牛肉250克，白鲜皮10克、薏米100克。把牛肉切大块，与薏米、白鲜皮同炖，不加盐，肉烂即可，食肉弃汤。每日3次，具有健脾消肿的功效，可辅助治疗关节肿痛。

1. 牛肉营养非常丰富，可以选择烧、炖、蒸、焖等烹调方法，痛风患者在烹饪时，可选择加入适量洋葱，以去除腥味，以免影响食欲。
2. 牛肉的肌肉纤维较粗糙，不易消化，还含有很高的胆固醇和脂肪，痛风患者不宜过量食用，可适当吃些嫩牛肉。
3. 牛肉具有增强体质、御寒的功效，适合秋冬季食用。

● 防治痛风特效食谱星级推荐

燕麦牛丸粥

早餐 ☑　午餐 □　晚餐 ☑

2~3
人份

限制了嘌呤、脂肪的摄入

材料 大米 100 克，牛肉馅 50 克，燕麦仁 20 克，番茄丁、芹菜末各 25 克，鸡蛋 1 个（取蛋清）。

调料 盐 3 克，香菜段、葱末、姜末各 5 克，淀粉、香油各适量。

做法

1 大米洗净，浸泡 30 分钟；燕麦仁洗净；牛肉馅加淀粉、蛋清、香油、盐与少许清水拌匀，挤成小肉丸。

2 锅内加适量清水煮沸，放入大米、燕麦仁煮开，转小火熬煮，放牛肉丸煮熟，加番茄丁、芹菜末、葱末、姜末、香菜段和剩余盐调味。

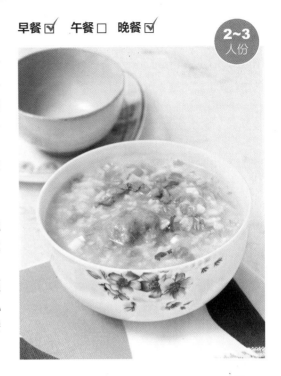

青椒炒牛肉

早餐 □　午餐 ☑　晚餐 □

2~3
人份

预防痛风并发糖尿病

材料 青椒 300 克，牛肉 150 克。

调料 葱花、酱油、料酒各 5 克，盐 3 克，香油 2 克，植物油适量。

做法

1 牛肉洗净，切片，沸水余熟，备用。

2 青椒去蒂和籽，洗净，切成片，放入沸水锅中焯烫后捞出。

3 炒锅置火上，倒油烧至五成热，放入葱花略炒，加牛肉片、料酒、酱油、盐及少许清水，小火烧透入味，再放入青椒炒匀，淋上香油即可。

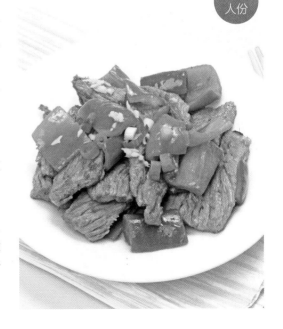

鸭肉

补充蛋白质及 B 族维生素

热量：240 千卡（每100 克可食部）
酸碱性：碱性 酸性√

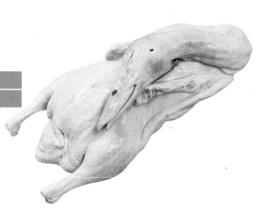

推荐用量：一日不超过 60 克

半个鸭腿 ≈ 60 克

为什么对痛风患者有益

鸭肉是含 B 族维生素和维生素 E 比较多的肉类，能够减少细胞核氧化生成更多的嘌呤，从而间接减少嘌呤的产生。鸭肉可利尿消肿，而且鸭肉中胆固醇含量相对来说并不算高，脂肪酸熔点低，易于消化。此外，鸭肉中含有较为丰富的烟酸，对心脏有保护作用，所以痛风、痛风合并冠心病患者都可食用。

一日三餐适宜烹调方

早 / 晚餐凉拌、做粥： 提前将鸭肉煮熟，撕成丝，放冰箱，吃的时候取出，加点调料拌一下。在做鸭肉粥的时候，最好去皮，以免摄入过多的脂肪。

午餐做菜： 鸭肉性凉，最好加一些温性的食材，如枸杞子等，来平衡其凉性，能够防止其对痛风患者胃肠产生的不利影响。老鸭肉不容易煲烂，可放些木瓜皮，其中的酶会加速鸭肉熟烂。

对痛风患者有益的搭配

✓ 鸭肉 + 山药

两者搭配能够消除油腻、健脾止渴，并预防痛风并发糖尿病。

✓ 鸭肉 + 酸菜

两者搭配食用，能够起到滋阴养肾、清肺补血、通便排毒的功效。

芡实老鸭汤消肿补肾

取净老鸭 1 只，芡实 150 克，生姜、料酒、盐、葱花各适量。芡实泡 6 ~ 8 小时。老鸭斩切大块，洗净血水，放入锅内，加芡实、生姜、料酒、盐，用小火炖至熟烂，最后加入葱花即可。此汤具有补肾、消水肿的功效。

> 1. 鸭子肉老而白、骨乌黑者为上品，痛风合并肥胖症患者可以吃些上品柴鸭、瘦鸭一饱口福。
> 2. 鸭肉最大的特点就是可清热去火，所以夏天喝鸭汤最宜人，既能补充营养，又可祛除暑热。

防治痛风特效食谱星级推荐

芹菜拌烤鸭丝

早餐 ☑　午餐 ☑　晚餐 ☑

2~3
人份

预防高尿酸血症，保护心血管

材料 烤鸭肉 80 克，芹菜 60 克。

调料 蒜末 5 克，盐 2 克，香油适量。

做法

1 烤鸭肉撕丝；芹菜择洗干净，入沸水中焯 30 秒，捞出，晾凉，切段。

2 取盘，放入烤鸭丝和芹菜段，用蒜末、盐和香油调味即可。

防治痛风功效

　　芹菜富含纤维，两者搭配减少了烤鸭中脂肪和嘌呤的吸收，适合痛风发作期及有高尿酸血症、高脂血症患者食用。

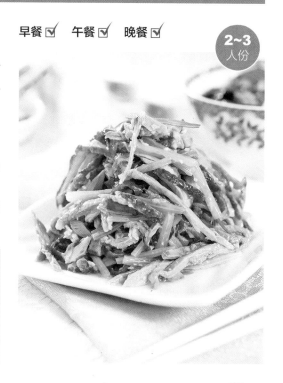

青椒炒鸭片

早餐 ☐　午餐 ☑　晚餐 ☐

2~3
人份

减少痛风的发作

材料 鸭胸肉 200 克，青椒 80 克，鸡蛋（取蛋清）1 个。

调料 料酒 10 克，淀粉 5 克，盐 2 克，植物油适量。

做法

1 鸭胸肉洗净切片，加鸡蛋清、淀粉、少许盐，拌匀上浆；青椒洗净，去籽及蒂，切片。

2 锅置火上，放油烧热，将鸭肉片下锅滑散，炒熟后盛出沥油；锅内留油烧热，加入料酒、清水烧开，倒入鸭肉片、青椒片翻炒，加盐调味即可。

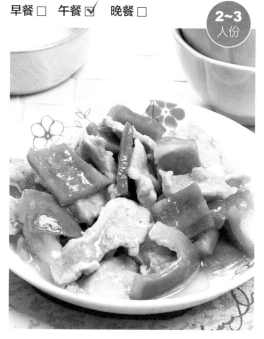

兔肉

预防高脂血症并发痛风

热量：102 千卡（每 100 克可食部）
酸碱性：碱性 酸性√

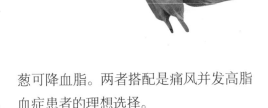

推荐用量：一日不超过 80 克

1 满勺（家用普通小汤匙）兔肉丁（生）≈ 80 克

为什么对痛风患者有益

兔肉细嫩易消化，所含的丰富卵磷脂有保护血管的作用。由于兔肉属于高蛋白、低脂肪、低胆固醇的食物，是痛风合并高胆固醇血症患者肉类的首选。兔肉嘌呤含量属于中等，因此缓解期的痛风患者可酌量食用。

一日三餐适宜烹调方

午/晚餐做菜：适合炒、烤、焖、炖的烹调方法，晚餐应减少食量。兔肉和莴笋同食，具有高蛋白质、低脂肪、低胆固醇、低糖的作用，所以很适合痛风患者食用。

三餐皆宜凉拌：兔肉肉质细嫩，比其他肉类更易消化吸收。

对痛风患者有益的搭配

✅ 兔肉 + 大葱

兔肉富含蛋白质，脂肪含量低，大葱可降血脂。两者搭配是痛风并发高脂血症患者的理想选择。

✅ 兔肉 + 大蒜

兔肉与大蒜同食可延长维生素 B_1 在人体内的停留时间，提高其吸收利用率。

兔肉炖山药适合痛风并发糖尿病

取兔子 1 只（约 1500 克），山药 500 克。将兔肉洗净，切块，与山药下锅，用中火同炖至兔肉熟烂即可。有止渴养阴之功效，适用于口干口渴、多饮多尿及消瘦的痛风并发糖尿病患者。

1. 兔肉可以煮熟后和茼蒿、黄瓜之类的蔬菜凉拌，不但口味鲜香、爽口，还有利于痛风患者减肥。
2. 兔肉适用于炒、烤、焖等烹调方法，以平衡肉质的"酸冷"，这种方法尤其适用于体质偏寒的痛风患者。
3. 兔肉在盆中用盐反复搅拌 3 ~ 5 分钟，放入水中洗净，然后加入沸水中，捞出就可以去除腥味。

防治痛风特效食谱星级推荐

绿豆芽炒兔肉丝

早餐 □　午餐 ☑　晚餐 ☑

2 人份

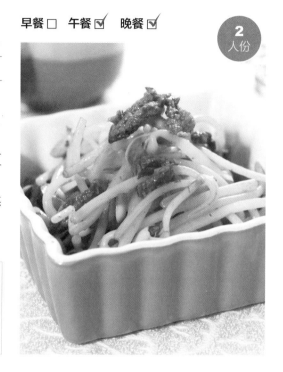

燃烧脂肪

材料 兔肉 50 克，绿豆芽 250 克。

调料 蒜末 5 克，盐 3 克，植物油适量。

做法

1 兔肉洗净，煮熟，撕成细丝；绿豆芽洗净。

2 锅中倒油烧热，放入蒜末爆香，然后放绿豆芽和兔肉丝，翻炒至熟，最后加盐调味拌匀即可。

防治痛风功效

这道菜热量较低，膳食纤维含量高，可以增强饱腹感，加速脂肪的燃烧，帮助肥胖的痛风患者控制体重。

芝麻兔肉

早餐 □　午餐 ☑　晚餐 ☑

3 人份

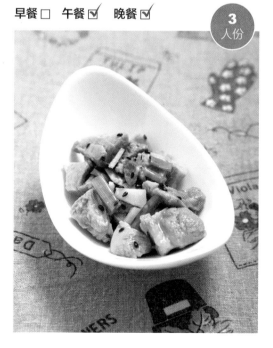

帮助痛风患者维持嘌呤代谢能力

材料 兔肉 250 克，黑芝麻 10 克。

调料 葱段、姜片各 5 克，香油、盐各 2 克。

做法

1 黑芝麻洗净，炒香备用；兔肉去皮，洗净，放入锅内，加适量水烧开，放入葱段、姜片，焯去血水，撇沫后将兔肉捞出。

2 锅内再放入清水，放兔肉用小火煮 1 小时，捞出晾凉，剁成块，装盘。

3 盘内放香油、盐调匀，边搅拌边将黑芝麻浇在兔肉上。

猪瘦肉
为痛风患者提供优质蛋白质

热量：143 千卡（每 100 克可食部）

酸碱性：碱性 酸性√

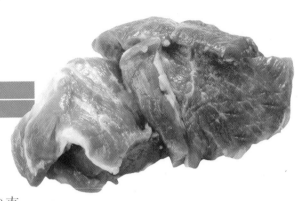

推荐用量：80 克 / 日

厚 2 厘米、手掌大小的猪瘦肉 ≈ 80 克

为什么对痛风患者有益

猪瘦肉可为痛风患者提供优质蛋白质和必需脂肪酸，相对牛、羊肉来说，猪瘦肉的嘌呤含量更低些，同时也富含 B 族维生素。因此，痛风患者在慢性期可以适量吃猪瘦肉。

一日三餐适宜烹调方

三餐皆宜炒、炖、做粥、做汤、做包子：宜选择猪瘦肉，和青菜搭配食用。猪肉烹饪前最好先炖煮，因为猪肉经炖煮后，肉内的脂肪减少 30% ～ 50%，不饱和脂肪酸却增加了，且胆固醇含量大大降低。痛风患者需注意吃肉的时候不要喝汤。晚餐应少吃。

对痛风患者有益的搭配

✅ 猪瘦肉 + 茄子

茄子中含有大量皂苷，可降低猪肉中胆固醇的吸收率，两者同食有利于痛风患者的健康。

✅ 猪瘦肉 + 土豆

土豆富含碳水化合物、钾，搭配富含维生素 B_1 的猪瘦肉，有助于排钠，促进血液循环。

✅ 猪瘦肉 + 青椒

猪瘦肉含维生素 B_1，能消除肌肉和神经系统疲劳；青椒含丰富的维生素 C，能帮助生成骨胶原，可强健脊椎。

淡竹叶猪蹄汤清热利尿

取淡竹叶 80 克，猪蹄 500 克。将淡竹叶、猪蹄放入瓦罐内加水，用小火炖熟，去药渣。淡竹叶猪蹄汤具有利尿、清热、促进尿酸排出的作用。

---

1. 一般来说，猪肉的脂肪含量大大高于牛、羊肉，只有猪里脊的脂肪含量较低。所以，建议体重超标的痛风患者在吃猪肉时选用里脊。
2. 如果吃肥瘦相间的猪肉，最好炖着吃。经过长时间炖煮的猪肉很多的脂肪和嘌呤都进入肉汤中，使肉中的上述物质含量减少。

防治痛风特效食谱星级推荐

鱼香肉丝

蛋白质的良好来源

早餐 □　午餐 ☑　晚餐 ☑

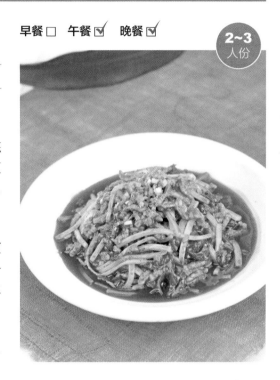

2~3
人份

材料 猪里脊肉丝 100 克，莴笋丝 50 克，水发黑木耳丝 25 克，鸡蛋清 1 个。

调料 姜丝、白糖、醋各 15 克，蒜片、泡椒末、料酒各 10 克，葱花 20 克，酱油 3 克，水淀粉、植物油各适量。

做法

1 将少许泡椒末、鸡蛋清与部分水淀粉制成蛋清浆；将白糖、醋、料酒、酱油、水淀粉调成味汁；肉丝加蛋清浆、植物油拌匀。

2 油烧热，炒香泡椒末，下肉丝煸炒，下莴笋丝、黑木耳丝、姜丝、葱花、蒜片炒香，下味汁炒匀即可。

冬瓜玉米焖排骨

利水、排脂

早餐 □　午餐 ☑　晚餐 ☑

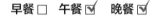

3~4
人份

材料 排骨400克，冬瓜、玉米各150克。

调料 葱段、蒜片、姜片各 5 克，生抽 10 克，盐 4 克，植物油适量。

做法

1 排骨洗净、切块，焯烫去血水；冬瓜去皮、瓤，洗净，切块；玉米去皮，洗净，切大块。

2 锅内倒油烧热，爆香蒜片、姜片，倒入排骨块翻炒，再加入冬瓜块、玉米、适量开水烧开，焖 40 分钟。

3 打开盖子，加盐、生抽翻匀，再盖盖子焖 10 分钟，掀开盖子，放葱段翻匀即可。

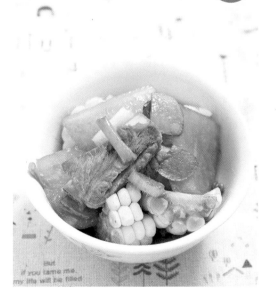

鲤鱼
降低因代谢不良引发的尿酸囤积

热量: 109 千卡（每 100 克可食部）

酸碱性: 碱性　酸性√

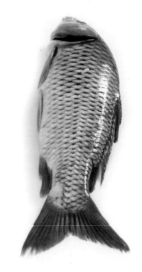

推荐用量：一日不超过 80 克

厚 2 厘米、手掌大小的鱼肉块 ≈ 80 克

为什么对痛风患者有益

鲤鱼的脂肪多是不饱和脂肪酸，有良好的降胆固醇作用；鲤鱼含有的镁元素，可降低代谢不良引发的脂肪、尿酸囤积，提高对心血管疾病的免疫力。但鲤鱼属于中嘌呤食物，不宜常吃。

一日三餐适宜烹调方

三餐宜做菜、做汤：嘌呤是水溶性物质，很容易溶于水，高温更加速其溶解。烹饪时，先将其切小块，然后在沸水中焯一下，能够使得鱼中部分嘌呤溶于水中，减少其中嘌呤的含量。红烧、烤等烹调方法则没有减少嘌呤的效果，油炸烹调方法不仅不能减少嘌呤的量，反而增加脂肪的摄入量，不利于病情的稳定和恢复。

鱼眼部位的脂肪中含有比较多的维生素 A 和 DHA，这类营养素有益眼睛的健康，吃鱼时可连同鱼眼一起食用。

对痛风患者有益的搭配

✔ **鲤鱼 + 白菜**

两者搭配食用，能够提供丰富的蛋白质、碳水化合物、维生素 C，弥补各自的不足，为痛风患者提供均衡营养。

✔ **鲤鱼 + 花生**

鲤鱼所含的不饱和脂肪酸易被氧化，花生富含维生素 E，两者搭配，有利于营养的更好吸收。

鲤鱼当归红豆汤调节月经

鲤鱼 250 克、当归 9 克、红小豆 10 克、生姜 3 片，所有材料处理干净后一起煲汤食用，可调理女性月经不调。

1. 鲤鱼买回家后可放到清水中养 2 ~ 3 天再烹调，这样不但能使鲤鱼保鲜，而且还能去掉鲤鱼的土腥味。
2. 血尿酸高或痛风患者不要喝鱼汤，以免摄入过多嘌呤。

防治痛风特效食谱星级推荐

清蒸鲤鱼

预防高尿酸血症

早餐☐ 午餐☑ 晚餐☑

4~6
人份

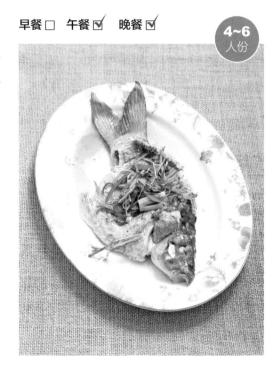

材料 鲤鱼 1000 克。

调料 姜丝、葱段、红柿子椒丝各 20
克，香菜段 10 克，植物油适量。

做法

1 鲤鱼去内脏、鱼鳃、鳞，洗净，划
几刀。

2 把鱼放在一个盘子里，再放在锅里
隔水蒸 10 ～ 15 分钟，去水。

3 油锅烧热，加入姜丝、葱段、红柿
子椒丝翻炒至熟，放在蒸好的鱼
上，撒上香菜段即可。

熘鱼片

预防痛风并发血脂异常等心血管病

早餐☐ 午餐☑ 晚餐☐

4~6
人份

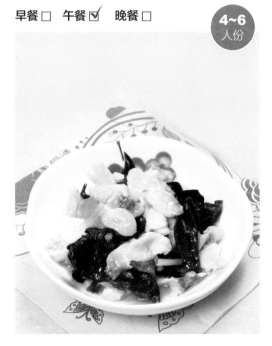

材料 净鲤鱼肉 300 克，水发黑木耳
20 克。

调料 料酒、生抽各 6 克，葱丝、姜
丝各 5 克，白糖、盐各 2 克，
植物油、淀粉、水淀粉各适量。

做法

1 鲤鱼肉切片，用淀粉、料酒抓匀，
余熟后捞出控干；黑木耳洗净，撕
成小块，焯一下捞出。

2 锅内倒油，烧至五成热，下葱丝、
姜丝爆香，倒入鱼片，加生抽、料
酒、盐、白糖调味，倒入黑木耳翻
炒均匀后，用水淀粉勾芡即可。

超高嘌呤食物，
患者应完全避免

带鱼

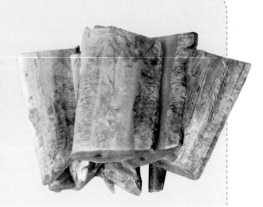

　　带鱼不仅富含蛋白质，还富含镁，对心血管系统有很好的保护作用，有利于预防高血压、心肌梗死等心血管疾病。但带鱼富含嘌呤，所以吃带鱼不但不能缓解痛风患者的病情，反而会导致痛风症状加重，使病情恶化，影响其身心健康。

干贝

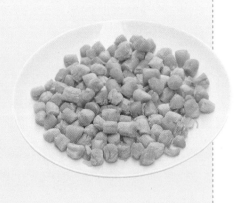

　　干贝能补肾滋阴，下气调中，利五脏，治消渴，消腹中宿积，治肾虚腰痛。古人曰："食后三日，犹觉鸡虾乏味。"可见干贝之鲜美非同一般。干贝蛋白质含量丰富，其矿物质含量也远在鱼翅、燕窝之上。但干贝属于高嘌呤食物，还含有较多的胆固醇及热量，极易引发动脉粥样硬化和痛风发作，所以痛风患者不宜食用。

蛤蜊

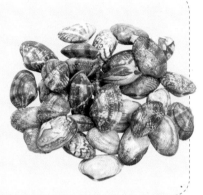

营养分析表明，蛤蜊肉营养比较全面，含有蛋白质、脂肪、碳水化合物、铁、钙、磷、碘、维生素、氨基酸和牛磺酸等多种成分，低热量、高蛋白、少脂肪，但蛤蜊属于高嘌呤食物，痛风患者不宜食用。

鸭肝

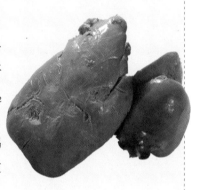

鸭肝富含铁，铁是产生红细胞的必需元素，一旦缺乏人便会感觉疲倦，面色青白，适量进食鸭肝可使皮肤红润。鸭肝中富含维生素 B_2，维生素 B_2 是人体生化代谢过程中许多酶和辅酶的组成部分，在细胞增殖及皮肤生长过程中发挥间接作用。但鸭肝中胆固醇和嘌呤含量都很高，无论是痛风急性发作期还是缓解期，痛风患者均不宜食用。

鸡肝

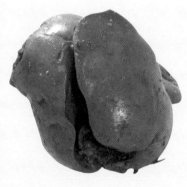

营养分析表明，鸡肝含丰富的蛋白质、脂肪、糖类、钙、磷、铁及B族维生素、维生素A等。煮粥服食，对血虚头晕、视物昏花等症有卓效。但鸡肝嘌呤含量偏高，如果摄入了过多的鸡肝，易使体内尿酸水平升高，而尿酸堆积形成尿酸盐，尿酸盐沉积在关节及软组织就很容易造成关节疼痛，诱发痛风。

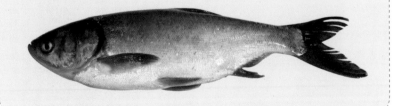

猪肝

　　猪肝含有大量的蛋白质和维生素 A，还含有丰富的钙、磷、铁及维生素 B_1、维生素 B_2 等，可以调节、改善贫血患者造血系统的生理功能，防止缺铁性贫血、恶性贫血和佝偻病。不过，猪肝胆固醇含量较高，每 100 克猪肝胆固醇含量达 368 毫克。如果吃 100 克猪肝，胆固醇就已经超过中国营养学会推荐的每日 300 毫克的标准。更值得一提的是，猪肝属于高嘌呤食物，会在体内转换成尿酸，导致体内尿酸浓度升高。所以，患有高脂血症、高尿酸血症或痛风的患者应尽量避免食用猪肝。

鲢鱼

　　鲢鱼味甘，性平，为温中补气、暖胃散寒、润泽肌肤的养生佳品，适用于脾胃虚寒者及便溏、皮肤干燥者，也可用于气虚所致的乳少等症。现代营养学认为，鲢鱼肉质鲜嫩，营养丰富，能提供丰富的胶原蛋白，既能健身，又能美容，是女性滋养肌肤的理想食品，它对皮肤粗糙、脱屑、头发干脆易脱落等症均有疗效。但鲢鱼富含嘌呤，所以不适合痛风患者食用。

鱼子酱

鱼子酱是用鲟鱼的卵做成的。鱼子酱具有健脑益智、促进发育、抗衰老等多重功效。但鱼子酱是高嘌呤、高热量食物，且鱼子酱中胆固醇含量极高，极易引发动脉粥样硬化，导致心、脑等重要器官血液供应不足，当斑块破裂后，胆固醇和血管壁的其他物质直接与血液接触，可引起血液凝集，导致血流中断。痛风并发高血压的患者如果过多食用鱼子酱可引发脑卒中、冠心病等疾病。

乌鱼

乌鱼，亦称"黑鱼""乌鳢"。中医认为，乌鱼味甘性寒，具有健脾利尿、益气补血、去瘀生新、清热祛风、通乳等功效。《本草纲目》记载，乌鱼肉"甘、寒，无毒……疗五痔，治湿痹，面目浮肿"。我国南方民间视乌鱼为滋补鱼类，常选作药用，尤以广东、广西将其作为珍贵补品，因为乌鱼富含铁，可益气补血、去瘀生新，可促进创伤愈合。但乌鱼富含嘌呤，所以不适合痛风患者食用。

猪肚

猪肚即猪胃，含有蛋白质、脂肪、碳水化合物、维生素及钙、磷、铁、钠、镁等，具有补虚损、健脾胃的功效，适用于气血虚损、脾胃虚弱、食欲缺乏、气虚下陷等症。但猪肚胆固醇含量偏高，也富含嘌呤，不适合痛风患者食用。

鸭肠

鸭肠对人体新陈代谢、神经、心脏、消化和视觉的维护都有良好作用。但鸭肠胆固醇含量偏高，也富含嘌呤，不适合痛风患者食用。

专题 ## 小偏方帮助尿酸排泄

葛根茶 **预防痛风复发**

材料 葛根50克。

制作 砂锅中加水，放入葛根煎煮
10～15分钟即可。

用法 代茶饮，经常饮用。

防治痛风功效

葛根有升阳解肌、止泻、除烦、除
消渴的作用，常用于预防痛风复发。

葛根性凉，胃寒者饮用时要慎重。
另外，用量不可过多。

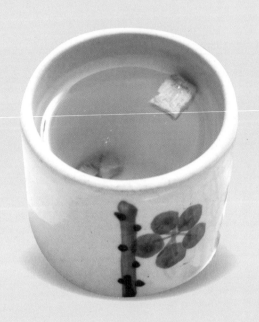

黄芪大枣茶 **利尿排毒**

材料 黄芪3～5片，大枣3颗。

做法 大枣用温水泡发洗净后，去核，
取枣肉，黄芪和枣肉一起放入杯
中，倒入沸水，浸泡约10分钟后
饮用。

用法 每次1杯，经常饮用。

防治痛风功效

这款茶可补中健脾、利尿，还能养
血安神。平时体质虚弱，容易疲劳时吃
些黄芪能帮助改善症状，但是最好在医
生的指导下服用。

车前子汤 **促进尿酸排出**

材料 车前子30克。

做法 砂锅中加水，放入车前子煎15
分钟左右即可。

用法 代茶饮，经常饮用。

防治痛风功效

车前子有清热利尿、明目祛痰、
促进尿酸排泄的作用，对痛风及血尿
酸高者有较好的作用。

菊花枸杞桑葚饮

养肝益肾、清热解毒

材料 菊花 10 克，枸杞子 15 克，桑葚 30 克。

做法 将材料备好后用水煎汁。

用法 经常饮用即可，一次 1 杯。

防治痛风功效

此饮品有滋养肝肾、清热解毒的作用，对肝肾阴虚、须发早白症状有很好的疗效，可防止尿酸堆积，避免尿酸升高。因脾胃虚寒导致大便泄泻的人要少食桑葚。

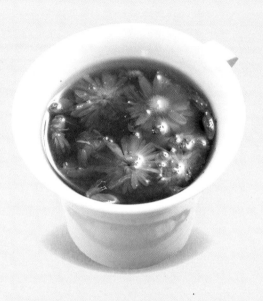

甘味茯苓汤 燥湿利水

材料 茯苓 15 克，五味子 12 克，甘草 6 克。

制作 将材料用水煎服，或者泡茶饮用。

用法 经常饮用。

防治痛风功效

茯苓味甘、淡，性平，具有利水渗湿、益脾和胃、宁心安神之功；五味子有益气、生津、滋肾等作用。

三鲜饮 利尿凉血

材料 鲜芦根 90 克，鲜白茅根、鲜竹叶各 30 克。

做法 将备好的材料用水煎汤即可。

用法 直接饮用即可，每次 1 小杯。

防治痛风功效

白茅根有凉血止血的功效，竹叶能清心降火，和清热生津、利尿的芦根一起煎汤饮用，具有利尿作用，对预防体内尿酸过高有不错的效果。脾胃功能不好的痛风患者不适宜食芦根。

柠檬薰衣草茶

促进尿酸排泄

材料　柠檬2片（干品、鲜品均可），薰衣草3克。

做法　将柠檬片、薰衣草一起放入杯中，倒入沸水，盖盖子闷泡约3分钟后饮用。

用法　每次1杯，经常饮用。

防治痛风功效

　　薰衣草能消除疲劳、提神醒脑；柠檬可促进血液循环，利尿排毒。这款茶可促进尿酸排泄，还有减肥功效。低血压的痛风患者不宜饮用。

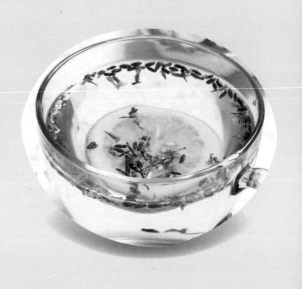

黄芪甘草汤

利尿、益肾

材料　黄芪30克，甘草10克。

做法　将材料备好，用水煎服即可。

用法　每日1剂，经常饮用。

防治痛风功效

　　此汤对前列腺增生患者出现的小便无力、尿后余沥等症有很好的治疗效果，还能益气健脾，对高尿酸血症有很好的防治效果。伴气滞湿阻、食积停滞等证的痛风患者禁用黄芪。

茅根茶 **清热利尿**

材料　白茅根6克，绿茶3克。

制作　将白茅根、绿茶一起放入杯中，冲入沸水泡5分钟后饮用。

用法　代茶饮，每次1杯。

防治痛风功效

　　白茅根具有凉血止血、清热利尿、排毒的功效；绿茶保留了鲜茶叶的天然物质，可杀菌消炎。两者合用具有清热排毒、增强免疫力的作用。脾胃虚寒、失眠、肾功能不良者以及孕妇不宜饮用。

杞菊养肝乌龙茶

生津利尿

材料 菊花 5 朵，枸杞子 10 粒，乌龙茶 5 克。

做法 将上述材料一起放入杯中，冲入沸水，盖盖子闷泡约 3 分钟后饮用。

用法 每日 1 小杯，经常饮用。

防治痛风功效

乌龙茶除了与一般茶叶一样具有提神醒脑、消除疲劳、生津利尿、消炎抑菌等保健功能外，在防癌、降血脂、延缓衰老等方面有特殊功效；菊花可清肝明目；枸杞子则可养肝明目。

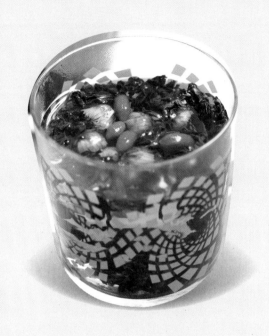

鱼腥草薄荷茶

消炎、利尿排毒

材料 鱼腥草干品 6 克，薄荷干品 3 克，甘草 2 克。

做法 将上述材料一起放入杯子，倒入沸水，盖盖子闷泡约 5 分钟后饮用。

用法 每次 1 小杯。

防治痛风功效

鱼腥草鲜品是夏日常用的野生蔬菜，干品入药具有清热解毒、消痈排脓、利尿通淋的作用；薄荷具有消炎镇痛的功效；甘草调和药性，也具有清热解毒的作用。

参芪薏苡仁茶

利尿、清热排毒

材料 党参、黄芪、薏苡仁各 3 克，生姜 2 片，大枣 2 颗。

做法 将上述材料一起放入杯中，倒入沸水，盖盖子闷泡约 10 分钟后饮用。

用法 每次 1 小杯。

防治痛风功效

党参可补中益气、养血生津；黄芪可补气固表、利尿排毒；薏苡仁为常用的利水渗湿药，可利水消肿、健脾去湿。这款茶饮具有健脾养胃、利尿去湿的功效。

附录：高尿酸血症与痛风患者膳食指导（WS/T 560-2017）

2017 年 8 月 1 日，国家卫生健康委员会（原卫计委）发布了我国的《高尿酸血症与痛风患者膳食指导》（WS/T 560-2017）。该标准规定了高尿酸血症及痛风患者膳食指导原则、能量及营养素推荐摄入量，适用于对未合并肾功能不全等其他疾病的成年高尿酸血症及痛风患者进行膳食指导。

一、高尿酸血症和痛风的界定

1. 高尿酸血症

嘌呤代谢障碍引起的代谢性疾病，与痛风密切相关，并且是糖尿病、代谢综合征、血脂异常、慢性肾脏病和脑卒中等疾病发生的独立危险因素。其诊断标准为：通常饮食状态下，2 次采集非同日的空腹血，以尿酸酶法测定血尿酸值，男性高于 420 微摩尔 / 升、女性高于 360 微摩尔 / 升者。

2. 痛风

一种由单钠尿酸盐沉积所致的晶体相关性关节病，与嘌呤代谢紊乱和 / 或尿酸排泄减少所致的高尿酸血症直接相关，属代谢性疾病范畴。常表现为急性发作性关节炎、痛风石形成、痛风石性慢性关节炎、尿酸盐肾病和尿酸性尿路结石等，重者可出现关节残疾和肾功能不全。痛重者可出现关节破坏、肾功能受损，也常伴发代谢综合征的其他表现，如腹型肥胖、血脂异常、2 型糖尿病及心血管疾病等。

二、膳食指导目标

通过医学营养治疗，减少外源性嘌呤摄入，减轻血尿酸负荷，降低痛风发生的风险或减少痛风急性发作的次数；延缓相关并发症的发生与发展；促进并维持机体适宜的营养状态，预防及配合治疗相关疾病，改善临床结局。

三、膳食指导原则

1. 总体原则

应基于个体化原则，建立合理的饮食习惯及良好的生活方式，限制高嘌呤动物性食物，控制能量及营养素供能比例，保持健康体重，配合规律降尿酸药物治疗，并定期监测随诊。

常见动物性食物嘌呤含量

食物	嘌呤含量/（毫克/千克）	食物	嘌呤含量/（毫克/千克）
鸭肝	3979	河蟹	1470
鹅肝	3769	猪肉（后臀尖）	1378.4
鸡肝	3170	草鱼	1344.4
猪肝	2752.1	牛肉干	1274
牛肝	2506	黄花鱼	1242.6
羊肝	2278	驴肉加工制品	1174
鸡胸肉	2079.7	羊肉	1090.9
扇贝	1934.4	牛肉（肥瘦相间）	1047
基围虾	1874	猪肉松	762.5

常见植物性食物嘌呤含量

食物	嘌呤含量（毫克/千克）	食物	嘌呤含量（毫克/千克）
紫菜（干）	4153.4	豆浆	631.7
黄豆	2181.9	南瓜子	607.6
绿豆	1957.8	糯米	503.8
榛蘑（干）	1859.7	山核桃	404.4
猴头菇（干）	1776.6	普通大米	346.7

（续表）

食物	嘌呤含量（毫克/千克）	食物	嘌呤含量（毫克/千克）
豆粉	1674.9	香米	343.7
黑木耳（干）	1662.1	大葱	306.5
腐竹	1598.7	四季豆	232.5
豆皮	1572.8	小米	200.6
红小豆	1564.5	甘薯	186.2
红芸豆	1263.7	红萝卜	132.3
内酯豆腐	1001.1	菠萝	114.8
花生	854.8	白萝卜	109.8
腰果	713.4	木薯	104.5
豆腐块	686.3	柚子	83.7
水豆腐	675.7	橘子	41.3

2. 建议避免的食物

①应避免食用肝脏和肾脏等动物内脏、贝类、牡蛎和龙虾等带甲壳的海产品及浓肉汤和肉汁等。

②对于急性痛风发作、药物控制不佳或慢性痛风石性关节炎的患者，还应禁用含酒精饮料。

3. 建议限制食用的食物

①高嘌呤含量的动物性食品，如牛肉、羊肉、猪肉等。

②鱼类食品。

③含较多果糖和蔗糖的食品。

④各种含酒精饮料，尤其是啤酒和蒸馏酒（白酒）。

总体饮酒量：男性不宜超过 2 个酒精单位 / 日，女性不宜超过 1 个酒精单位 / 日（1 个酒精单位约合 14 克纯酒精）。1 个酒精单位相当于 ABV12% 的红葡萄酒 145 毫升、ABV3.5% 的啤酒 497 毫升或 ABV40% 的蒸馏酒 43 毫升。

4. 建议选择的食物

① 脱脂或低脂乳类及其制品，每日 300 毫升。

② 蛋类，鸡蛋每日 1 个。

③ 足量的新鲜蔬菜，每日应达到 500 克或更多。

④ 鼓励摄入低 GI(血糖生成指数) 的谷类食物。

⑤ 充足饮水（包括茶水和咖啡等），每日至少 2000 毫升。

5. 体重管理

超重或肥胖的患者应缓慢减重达到并维持正常体重。

6. 饮食习惯

① 进食要定时定量或少食多餐，不要暴饮暴食或一餐中进食大量肉类；

② 少用刺激性调味料；

③ 海产品、肉类及高嘌呤植物性食物煮后弃汤可减少嘌呤量。

四、每日能量及营养素推荐摄入量

1. 能量

摄入能量以达到并维持正常体重为标准。应根据患者性别、年龄、身高、体重和体力活动等估计能量需求。

① 轻体力活动（如坐姿工作），正常体重者每日给予 25 ~ 30 千卡 / 千克能量，体重过低者每日给予 35 千卡 / 千克能量，超重 / 肥胖者每日给予 20 ~ 25 千卡 / 千克能量。

② 中体力活动（如电工安装），正常体重者每日给予 30 ~ 35 千卡 / 千克能量，体重过低者每日给予 40 千卡 / 千克能量，超重 / 肥胖者每日给予 30 千卡 / 千克能量。

③ 重体力活动（如搬运工），正常体重者每日给予 40 千卡 / 千克能量，体重过低者每日给予 45 ~ 50 千卡 / 千克能量，超重 / 肥胖者每日给予 35 千卡 / 千克能量。

注：采用体质指数（BMI）判定体重状况，其标准为：

体重过低：BMI < 18.5 千克 / 米^2；体重正常：18.5 < BMI < 24.0 千克 / 米^2；

超重：24.0 < BMI < 28.0 千克 / 米^2；肥胖：BMI ≥ 28.0 千克 / 米^2。

2. 碳水化合物

① 碳水化合物提供的能量占总能量的 50% ～ 60%。

② 应限制添加糖摄入。

③ 宜选择低 GI(血糖生成指数) 的食物。

④ 鼓励全谷物食物占全日主食量的 30% 以上。

⑤ 全天膳食纤维摄入量达到 25 克～ 30 克。

3. 蛋白质

蛋白质的膳食摄入量为 1 克 / 千克 / 天，提供的能量占总能量的 10% ～ 20%。食物来源推荐奶制品和蛋类。

4. 脂肪

脂肪提供的能量占全天总能量的 20% ～ 30%。

① 合并肥胖或代谢综合征者，应该严格限制每日脂肪摄入总量占全天总能量不超过 25%，且饱和脂肪酸占全天总能量不超过 10%。

② 合并血浆低密度脂蛋白胆固醇（LDL-C）升高（≥ 2.59 毫摩尔 / 升）者，饱和脂肪酸摄入量应小于总能量的 7%。

③ 反式脂肪酸应小于全天总能量的 1%。

④ 亚油酸与 α - 亚麻酸的每日摄入量应分别占全天总能量的 5% ～ 8% 和 1% ～ 2%。

⑤ 单不饱和脂肪酸每日摄入量应占总能量的 10% ～ 15%。

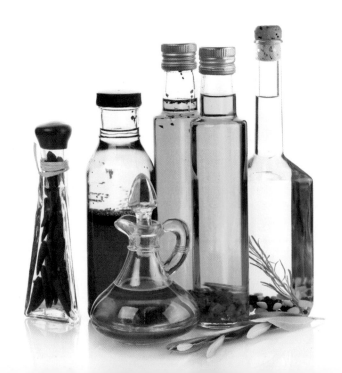